電子レンジで糖質オフの作りおき

著 江部康二
料理 村田裕子

宝島社

糖質オフは食べすぎている現代人にぴったりの食べ方

糖質オフでダイエットは、もはや常識！

糖質は、血糖値を上げる唯一の栄養素です。糖質を控えることで、食後高血糖による生活習慣病の予防になるだけでなく、太らない体作りはもちろん、片頭痛やアレルギー症状の緩和、毛髪が太く元気になったなどの報告もあります。

最近は、糖質を控えてダイエットをすることが世間一般的にも常識となりつつあり、糖質オフが健康的な食事法として世の中に認知されてきました。医師として、とてもうれしいことです。

糖質オフは、まさに現代人に適した食事法。交通の便がよいため歩くことが昔に比べて大きく減り、パソコンの普及によりデスクに１日中座り続けている人も多いことでしょう。当然、体を動かすことが昔よりも格段に減っているので、白いごはんをたくさん食べてお腹を満たしたり、多量のエネルギーを摂取したりする必要がありません。

糖質オフの食事では、メインとして肉や魚をよく食べます。良質なたんぱく質をとることが、とても重要だからです。

ただし、白いごはんをやめるので、その分おかずを増やして摂取エネルギーが極端に減らないように気をつける必要があります。メインおかずを

2品、サブおかずを2品用意するのが基本です。肉と魚、両方をメインとして用意し、あとはサブおかずとして野菜やきのこ類、海藻をたっぷりとってください。

基本さえ守れば、食べても飲んでもOK！

基本的なルールを守っていれば、糖質オフで健康になるのは間違いありません。れっきとした2型糖尿病の私自身が実証しているのですから。

糖尿病とわかったのは14年前の52歳のときでした。この食事法を知らなければ、今頃は合併症が出ていた可能性が十分ありました。しかし、糖質を1食あたり20g以下におさえた食事により、長年、糖尿病をコントロールできています。糖尿病であっても、血糖値を制することができれば合併症のリスクなどみじんも感じません。

それにスタミナもつきました。医師の仕事をバリバリやって、その合間をぬって本の原稿を書いたり、取材を受けたり、講演したり。でも、疲れや衰えを感じることがありません。病院内では、筋力を維持するために内線電話を使わずに歩いて話をしに行きます。必ず階段を使って上ったり下ったり、1日中体力を使っています。

仕事終わりともなれば、ストレス発散のために酒が飲みたいものです。ビールや日本酒は糖質がたっぷりですが、たとえばハイボールなら糖質ゼロなので、飲んでもＯＫ。今や、味もよく、ビール代わりに飲める市販の糖質オフのアルコール類も増えました。

糖質オフでも食事は楽しめます。食べ過ぎはダメですが、適した量のおいしい食事をして、ときには酒もたしなみながら、太った体をしぼり、スリムになって健康を維持してください。

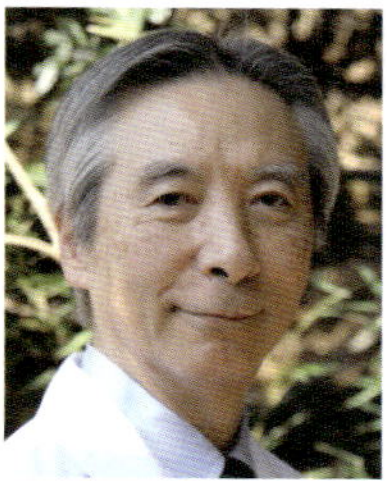

高雄病院 理事長・医師
江部康二

電子レンジで糖質オフの作りおき

もくじ

きのこ

海藻

お米もパンも、麺だって食べられる！

糖質オフの主食

混ぜるだけで1品追加！

やせる！
血糖値が
下がる！

第1章
糖質オフで健康になろう

だと思いますか？」

Ⓐ 和食を腹8分目

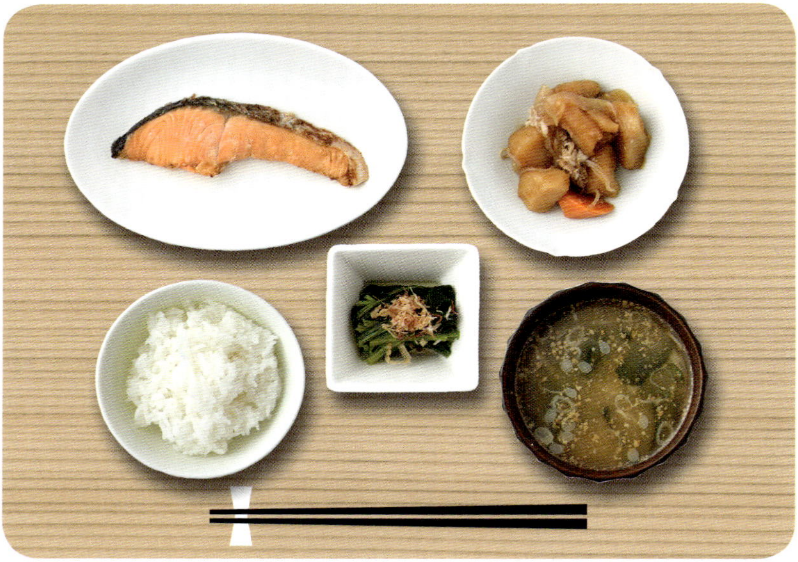

違いは糖質量

和食や粗食が健康食とされてきた時代はもう終わりました。注目すべきはカロリーではなく糖質量。そして、健康のために重要なことは血糖値を急激に上昇させない献立です。ですから、健康食といえるのはBです。

なぜなら、白いごはんは１膳（１５０ｇ）で糖質量は５５・２ｇもあります。これだけで、糖質オフのルールとしている１食あたり20gのおよそ3倍になってしまいます。さらに、肉じゃがに含まれる20g程度の糖質をとると、合計で75・２ｇ。健康

「どっちが健康食

B　おかずをお腹いっぱい食べる

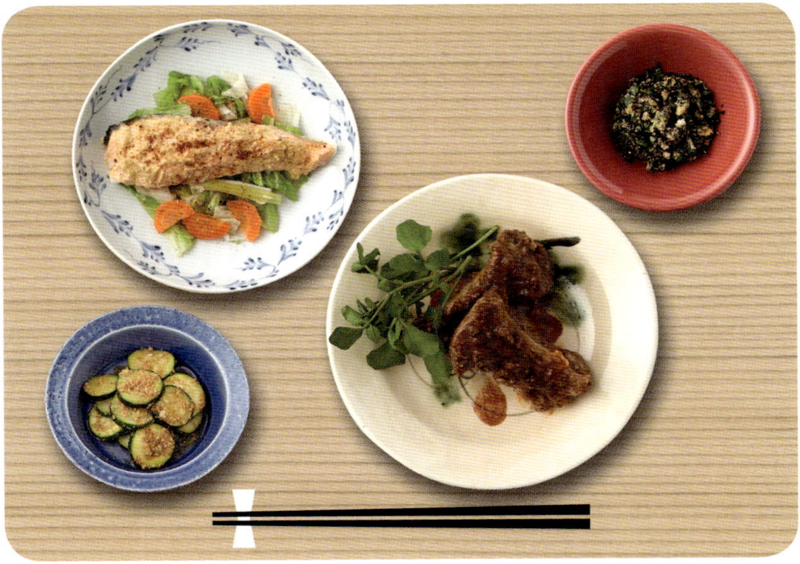

のためには1日60g以下におさえたい糖質量を1食で超えてしまいます。

ですから、一見ヘルシーそうなAの和食は、健康食とはいえません。

対してBの献立は、メインおかずが肉と魚の2品、サブおかずが2品。肉がたっぷりでカロリー満点ではありますが、糖質量は17・2gです。良質なたんぱく質がしっかりとれ、量も大満足なくらいあっても、糖質量は少ないのです。血糖値が急激に上がって健康を害することもぜい肉をため込むこともないので安心な健康食といえます。

ひと目でわかる！

糖質オフのOK食材

糖質量が少なく、日常的にとりたい食材をリストアップしました。
食材のくわしい糖質量は、120〜127ページで紹介しています。

○ どんどん食べよう

肉や魚、きのこ類、海藻類をたっぷり食べてください。大豆、卵も糖質量が少なく、良質なたんぱく質がとれるのでOK。緑の濃い野菜も糖質が少なめ。ただし、加工食品や総菜は調味料をはじめ、いろいろな糖質が添加されているので注意してください。

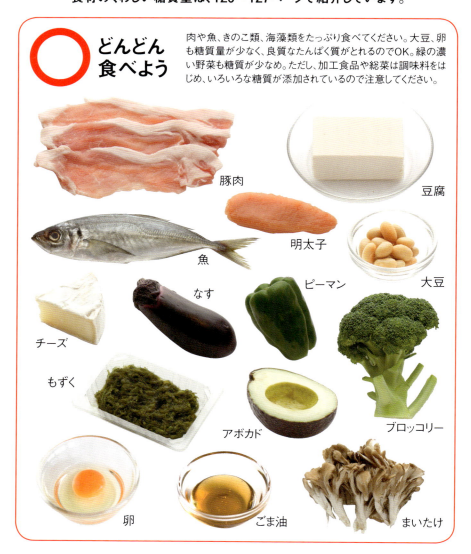

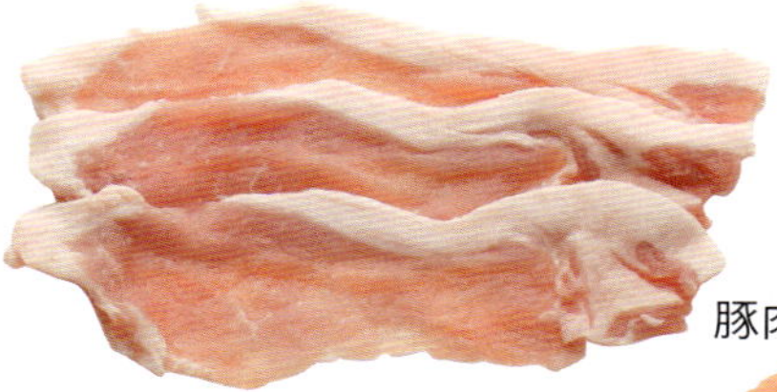
豚肉

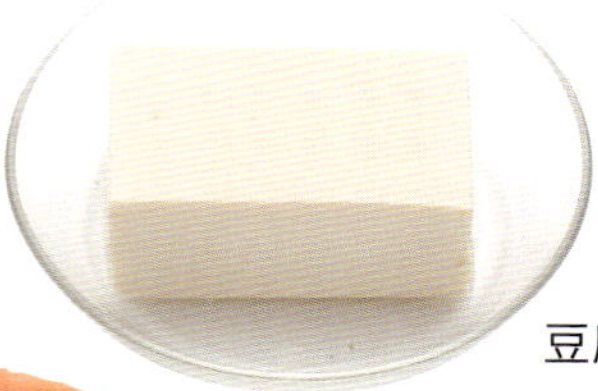
豆腐

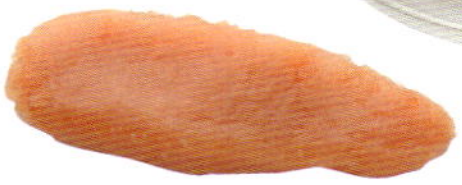
明太子

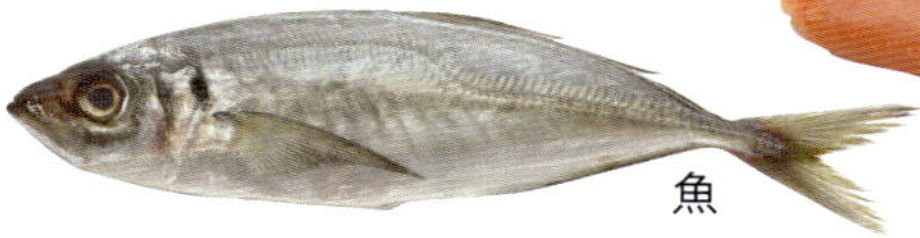
魚

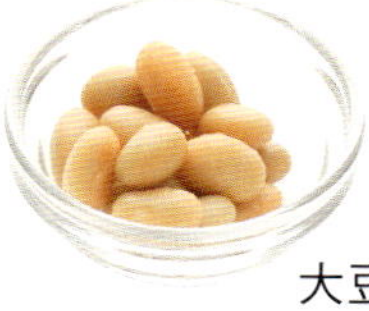
大豆

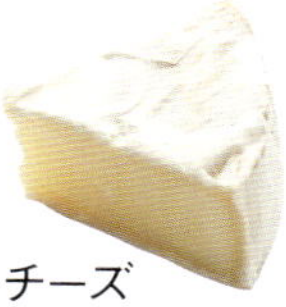
チーズ

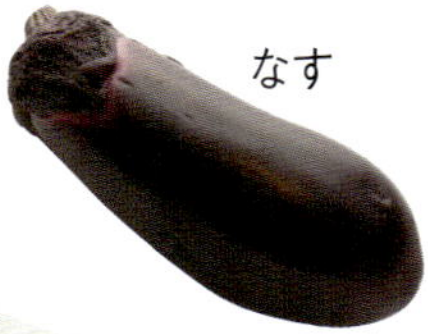
なす

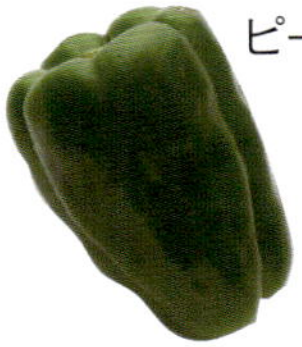
ピーマン

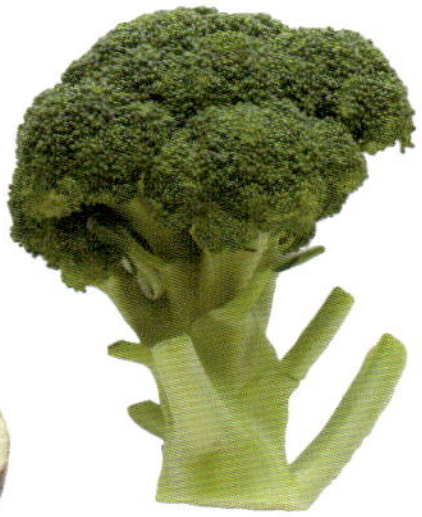
ブロッコリー

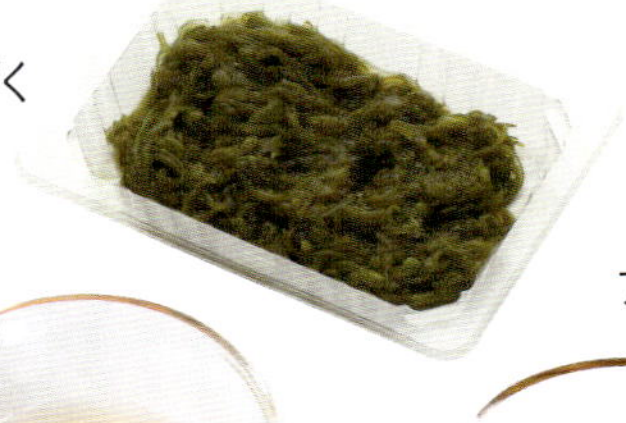
もずく

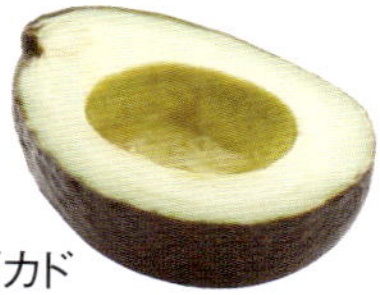
アボカド

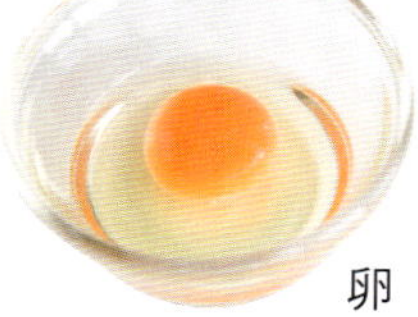
卵

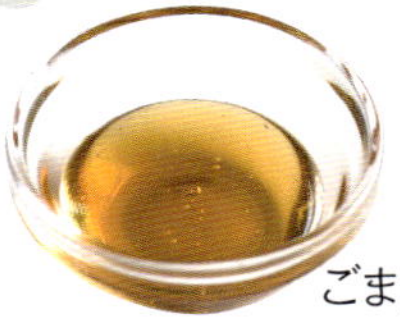
ごま油

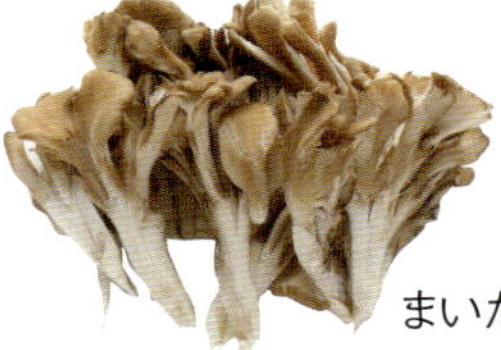
まいたけ

ひと目でわかる！

糖質オフのNG食材

糖質量が多く避けたほうがよい食材を×、少量にしておきたい食材を△としました。目に焼きつけて覚えておけば、毎日の食材選びに役立ちます。

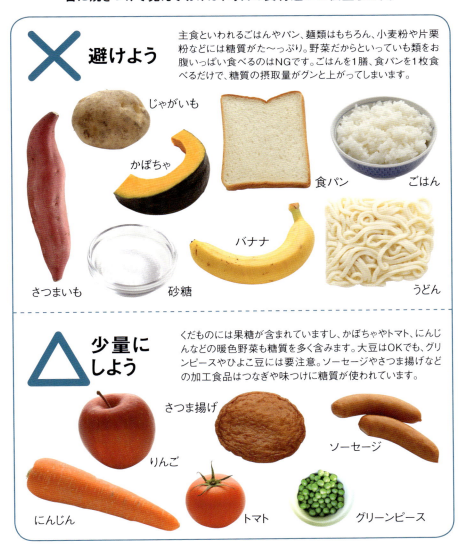

× 避けよう

主食といわれるごはんやパン、麺類はもちろん、小麦粉や片栗粉などには糖質がた〜っぷり。野菜だからといっていも類をお腹いっぱい食べるのはNGです。ごはんを1膳、食パンを1枚食べるだけで、糖質の摂取量がグンと上がってしまいます。

さつまいも

じゃがいも

かぼちゃ

食パン

ごはん

砂糖

バナナ

うどん

△ 少量にしよう

くだものには果糖が含まれていますし、かぼちゃやトマト、にんじんなどの暖色野菜も糖質を多く含みます。大豆はOKでも、グリンピースやひよこ豆には要注意。ソーセージやさつま揚げなどの加工食品はつなぎや味つけに糖質が使われています。

りんご

さつま揚げ

ソーセージ

にんじん

トマト

グリーンピース

Dr.江部の 糖質オフ3か条

これまでも述べてきましたが、糖質オフにはルールがあります。この3か条さえ守れば、やせてポッコリお腹とも無縁になり、健康を維持していくことができます。

その1 主食を抜く

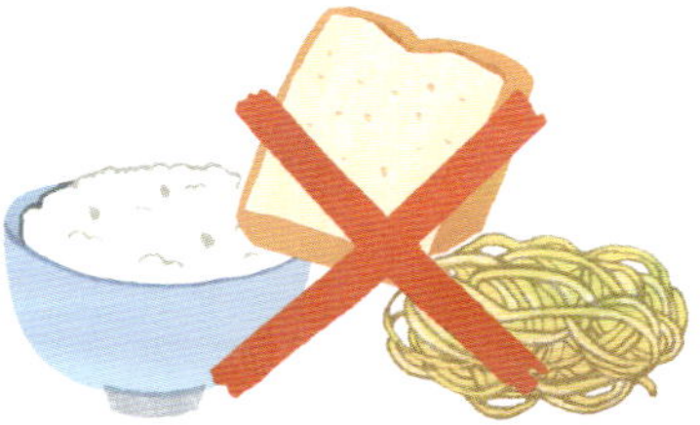

ごはん、パン、麺類などの主食は糖質の塊です。特に白米や白いパン、うどんなどの精製された穀類は体内での吸収が早く、血糖値が急激に上昇します。まずは、主食を抜くことが糖質オフでやせるための第一歩！

その2
脂質たんぱく質をとる

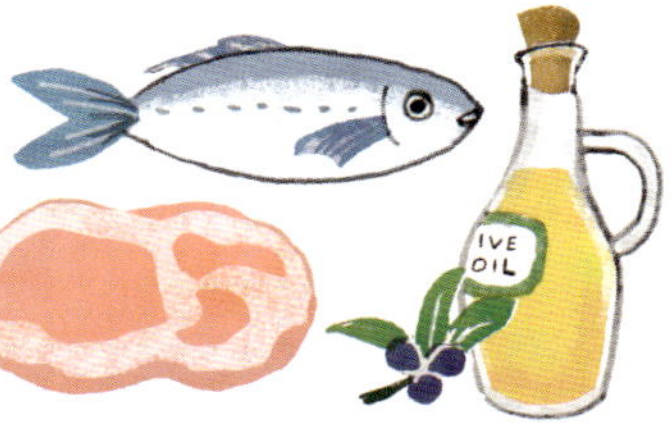

主食の代わりに増やすのは、肉、魚、卵、大豆・大豆製品に豊富に含まれている脂質とたんぱく質。脂質とたんぱく質は体を作る材料です。ビタミン・ミネラルも確保できるので、体力もバッチリ！

その3
1食あたりの糖質を20g以下にする

血糖値を上昇させないためには、1食あたりの糖質量を20g以下にします。糖質量の多い主食やいも類、根菜類を避け、野菜や大豆製品、調味料に含まれている糖質量も忘れずに計算してください。

糖質オフすると血糖値が安定する！
体脂肪が燃える！

糖質は体脂肪を増やしている！

血糖値とは１００mLの血液にブドウ糖がどれくらいあるかを示すものです。糖質をとると体内で分解されてブドウ糖になり、それが血液中に送り込まれると血糖値が上がります。すると、すい臓からインスリンというホルモンが出て血糖値を下げます。インスリンはブドウ糖を筋肉のエネルギーとして使うほか、ブドウ糖をグリコーゲンという形に変え、筋肉と肝臓に蓄えるからです。

しかし、筋肉や肝臓に蓄えられるグリコーゲンの量には限りがあり、余った血糖はインスリンが体脂肪として体に蓄えます。そのため、インスリンは〝肥満ホルモン〟とも呼ばれています。これが太る原因なのです。

糖質をカットすると体脂肪が燃え出す

私たちのエネルギー源となるのは糖質、脂質、たんぱく質の３つです。たんぱく質は骨や筋肉、皮膚や内臓を作る材料、クルマに例えるなら車体や部品ですね。残りの糖質と脂質は、体を動かす燃料。つまりクルマを動かすガソリンとなります。

燃料となるこの２つのエネルギーのうち、私たちの体は脂質からできるエネルギーを好んで消費します。ところが、血糖値が高いときは糖質からできるエネルギーを優先的に使うようになります。

食べた糖質はどうなる？

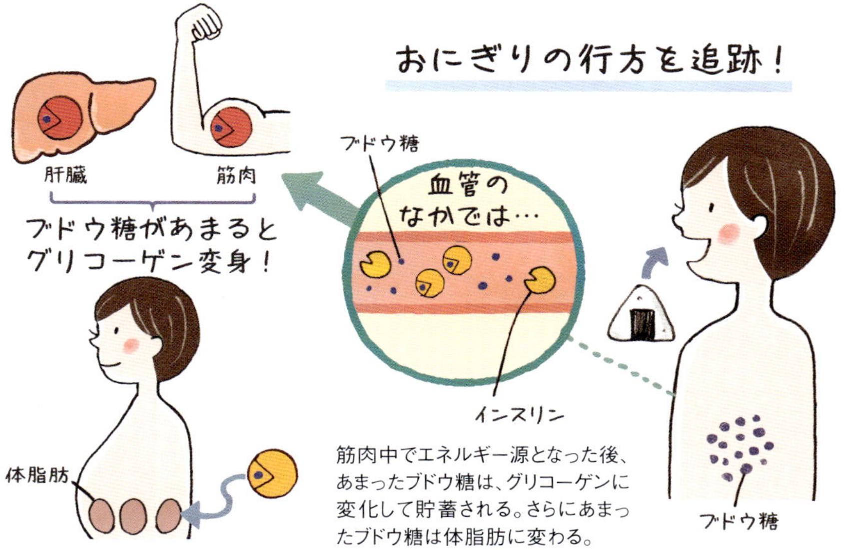

筋肉中でエネルギー源となった後、あまったブドウ糖は、グリコーゲンに変化して貯蓄される。さらにあまったブドウ糖は体脂肪に変わる。

糖質をとり続けている限り体脂肪は使われずに残ったままですが、外から入ってくる糖質が減ると体脂肪が燃料として使われるようになります。つまり、糖質オフすると運動をしなくても体脂肪が燃えるのでやせられるのです。

ちなみに、脂質からは脂肪酸とケトン体という2種類のエネルギー源が得られます。このケトン体は体脂肪を分解して肝臓で作られるもので、脳を含む全身のエネルギー源となっています。

必要量のブドウ糖は肝臓で作られる

しかし、脂肪酸とケトン体は全身に酸素を運ぶ赤血球のエネルギーにはなりません。赤血球にエネルギーが届かなければ生命の危機に！　でも安心してください。私たちの体には外から糖質をとらなくても、体内で糖を作るシステム「糖新生」が備わっています。糖質の摂取量が少なくても赤血球が必要とする量のブドウ糖は、肝臓で作られるのです。

目的に合わせて実践しよう

3つの方法から選んで、毎日行う

糖質オフのやりかたには、現在の体の状態や目的に合わせて選べる、3つの方法があります。

食べすぎの毎日をあらため、時間をかけて体重を減らしたい人、今の体重を維持しながら健康でいたい人、減量に成功した人が体重を維持するには、1日1食の主食を抜くだけの「プチ糖質オフ」。まずは食後の運動量が少ない夜の主食だけを抜いて、糖質オフを始めてください。

体重を落としてスリムになりたい人、血糖値が気になる人、メタボが心配な人には、1日2食の主食を抜く「スタンダード糖質オフ」。夜に加え、生活スタイルに合わせて朝か昼の主食を抜き、1日1食は主食を食べてOK。昼間は勤めている人や無理せず続けたい人にもおすすめです。血糖値が正常値の人なら、次に紹介する「スーパー糖質オフ」と代わる代わる行ってもかまいません。

そして、すぐに体重を落としたい人には、3食すべての主食を抜く「スーパー糖質オフ」。最も確実に効果を出すことができ、3日～1週間で体重や体脂肪に変化があらわれます。血糖値を大幅に上げることがないので、とっても健康的。糖尿病を改善したい人やメタボで脂質異常がある人も、すみやかに改善します。

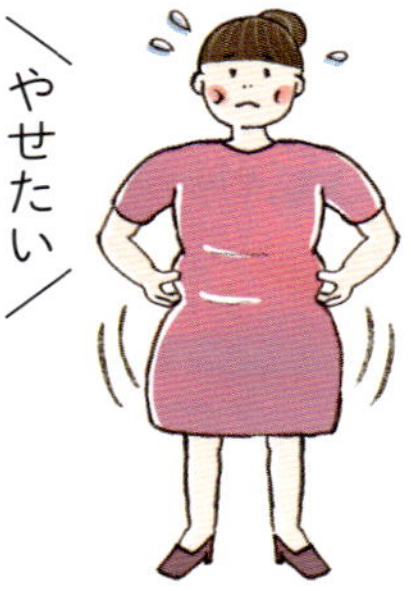

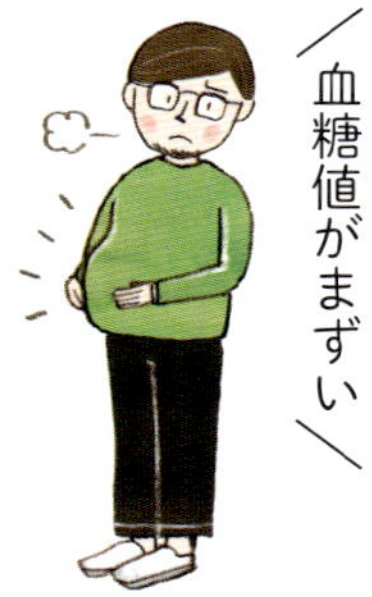

プチ糖質オフ

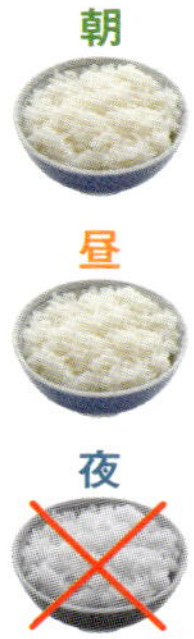

夜の主食を抜く

こんな人におすすめ!

- ダイエットしたい
- 健康を維持したい

毎日、夕食だけ主食を抜く、軽い糖質オフです。気負いなく、つらいガマンもなくできるから、今日から気楽に始められます。

1日の糖質量

110～140g

カロリーバランスはこんな感じ

糖質	40%
脂質	40%
たんぱく質	20%

スタンダード糖質オフ

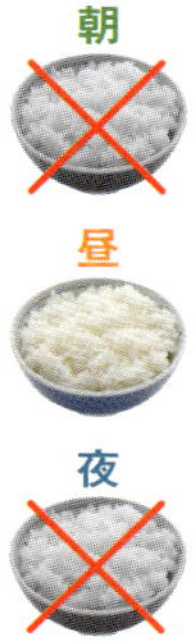

朝と夜の主食を抜く

こんな人におすすめ!

- 血糖値が気になる
- メタボが心配

毎日、夕食のほか、朝か昼どちらかの主食を抜きます。1日2食の主食抜きで、ぐっとやせやすくなり、続けるモチベーションがわいてきます。

1日の糖質量

70～100g

カロリーバランスはこんな感じ

糖質	30%
脂質	40%
たんぱく質	30%

スーパー糖質オフ

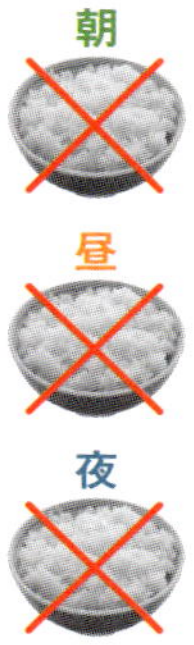

朝・昼・夜の主食を抜く

こんな人におすすめ!

- 糖尿病を改善したい
- 肥満を改善したい

3食とも主食を抜く方法でしっかりと血糖値をコントロールできます。同窓会の直前など、すぐにお腹を凹ませたい人にもおすすめ!

1日の糖質量

30～60g

カロリーバランスはこんな感じ

糖質	10%
脂質	50%～60%
たんぱく質	30%

糖質オフでは主食をおかずにチェンジする！

ふだんの食事

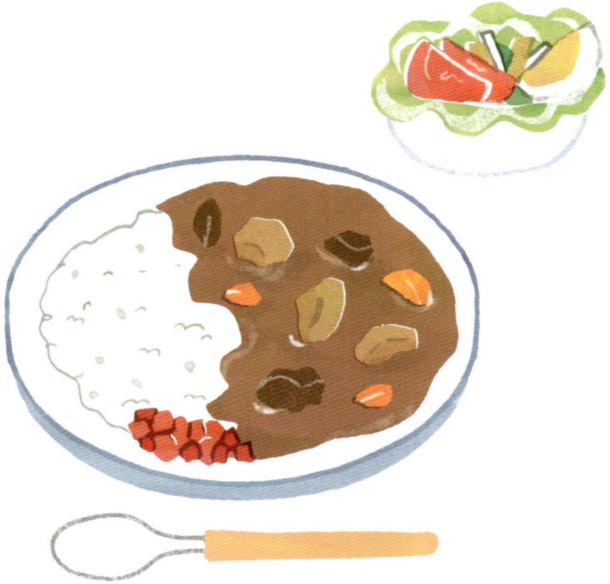

糖質 110 g

およそ 1000 kcal

白いごはんは1膳（150g）で糖質量が55.2gもあります。しかも、じゃがいもやにんじん、カレールゥなど糖質量を多く含む材料が使われています。1食20g以下がルールの糖質オフから見ると、大NGメニューです！

メインおかず2品、サブおかず2品を食べる

ふだんの食事を糖質オフに代えるのは、意外なほど簡単《かんたん》です。まずは、主食を抜けばいいのです。そして、おかずを1品補充してください。

主食を食べないからといって、その分、食事の量を減らすわけではありません。代わりにおかずをたっぷりと食べてください。ごはんをなくしたからといって、食事全体の量も減らし

糖質オフごはん

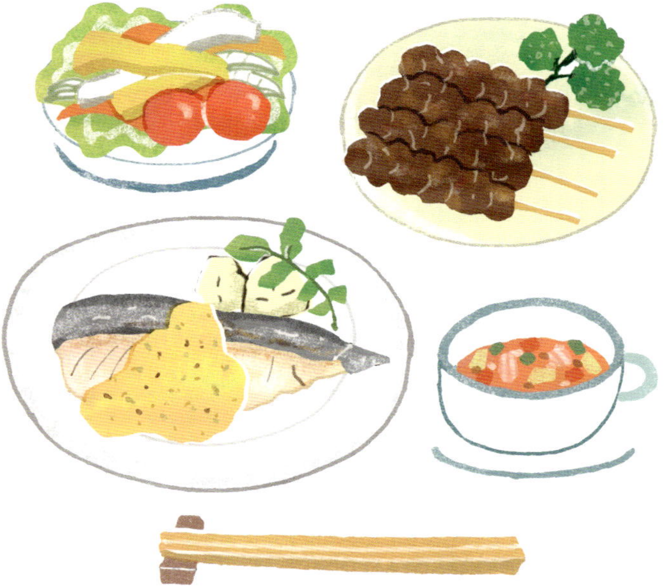

チェンジ！

糖質 15 g

およそ 1000 kcal

メインおかず2品、サブおかず2品の献立例です。タルタルソースもついて高カロリーですが、これで糖質量は20g以下！　糖質量を減らすとひもじくなるどころか、目移りしてしまうほど大満足のごはんに！

てしまうと、体重とともに体力まで落ちてしまいます。

　糖質オフの献立の基本としては、メインおかず２品を肉・魚・大豆のおかずから選び、サブおかずとして野菜・海藻類・きのこ類などで２品、計４品を用意します。これが、バランスのとれた食事です。

　メインおかずが２品になるためカロリーは少なくありませんが、カロリーの総量は気にしなくてOK！　糖質量に注目してください。

　レシピにある材料を他のものに代える場合は、１２０〜１２７ページの糖質量リストを参考にしてください。

体を作る材料になる肉・魚・大豆製品・卵を食べよう

たんぱく質は全身の細胞を作る栄養素！

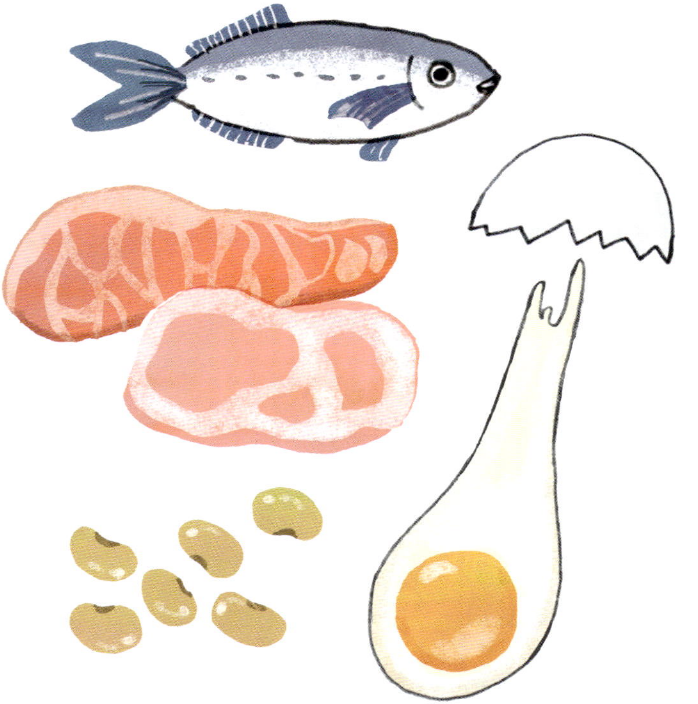

焼く、ゆでるなどのシンプル調理がおすすめ

肉や魚はほとんど糖質を含まず、糖質オフで必要とする良質なたんぱく質を豊富に含んだ優秀食材です。ただし、ソーセージやちくわなどの練りものや甘く味つけした加工食品は、糖質量が多いためＮＧ。

畑の肉と呼ばれる大豆で作られた豆腐やがんもどきも食べたい食材です。卵等、高コレステロール食品も、２０１５年から摂取制限が撤廃されたのでＯＫ。

たくさんとるからこそ 質のよいアブラをとろう!

**アブラはエネルギー源となるほか
細胞膜やホルモンの材料になる**

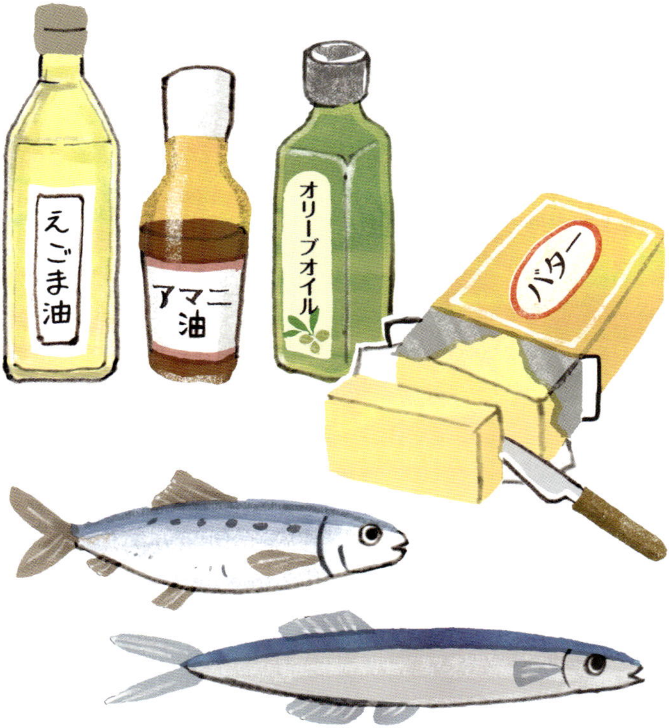

オリーブオイル、えごま油、魚や肉のアブラがいい

糖質オフでは、摂取エネルギーに占める脂質の割合が増えるので、油脂は種類を選んで良質なものをとるようにします。

オイルはオレイン酸の豊富なオリーブオイル、えごま油、アマニ油がベスト。魚脂やラード、バターもOK。リノール酸が多いサラダ油、ごま油、菜種油は少量にとどめて。トランス脂肪酸の多いマーガリンやショートニングはNGです。

蒸留酒を選んでストレスフリー

お酒をガマンしなくていいんです

水割り、ソーダ割りはOK！
果汁を使ったカクテルはNG！

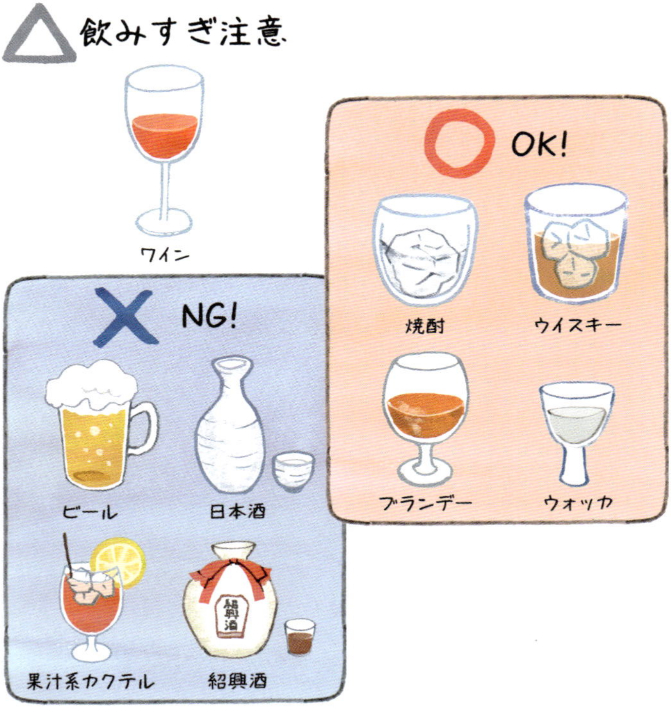

糖質オフは禁酒をおすすめしません

純粋なアルコールは脂肪になることも、血糖値を上げることもありません。ときには適量の飲酒でストレス発散も大切です。

糖質を含まないのは、焼酎やウイスキーなどの蒸留酒。梅酒のように砂糖が溶け込んだもの、日本酒、紹興酒、果汁を使ったカクテルやリキュール類はNG。ワインは辛口なら赤も白もOKで、ビールが飲みたいときは糖質ゼロの発泡酒を。

低糖質を選べば おやつも食べられる！

ナッツ

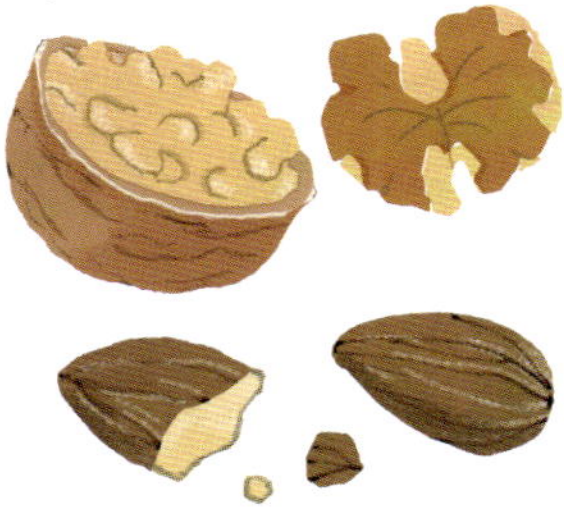

100gあたりの糖質量は、くるみ（いり）4.2g、アーモンド10.8g、ピスタチオ11.7g、カシューナッツ20g。10粒に換算すると0.3〜3.0g。少量にとどめるのがおすすめ。

チーズ

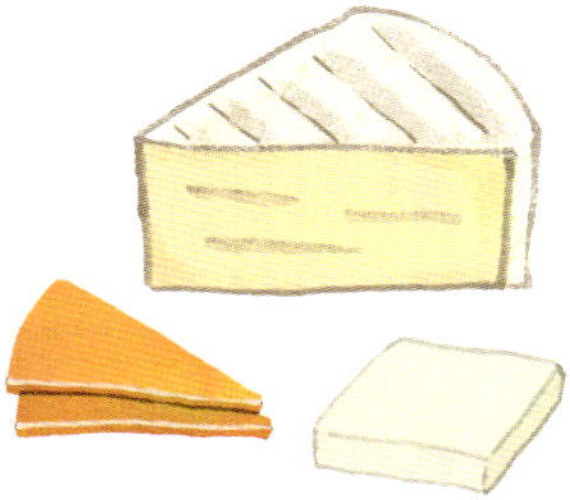

100gあたりの糖質量は、プロセスチーズ1.3g、カマンベールチーズ0.9g、クリームチーズ2.3g。1個15gのプロセスチーズなら糖質0.2gで1gに満たないので安心。

糖質と食べる量に気をつければOK！

小腹がすいたとき、糖質に気をつけさえすれば、少しくらいおやつを食べてもかまいません。糖質量が少ないプロセスチーズやカマンベールチーズ、ナッツを少量つまんで、次の食事までしのぎましょう。

また、たんぱく質が豊富な魚介の干物や乾きもののおやつもおすすめ。あたりめや煮干しなら、よくかむので満足感を得やすく、おすすめです。

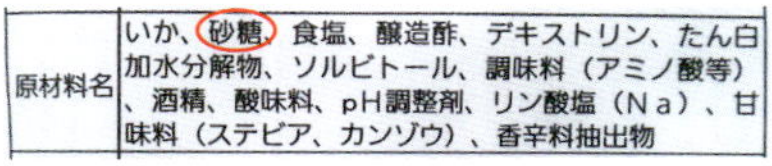

原材料名	いか、砂糖、食塩、醸造酢、デキストリン、たん白加水分解物、ソルビトール、調味料（アミノ酸等）、酒精、酸味料、pH調整剤、リン酸塩（Na）、甘味料（ステビア、カンゾウ）、香辛料抽出物

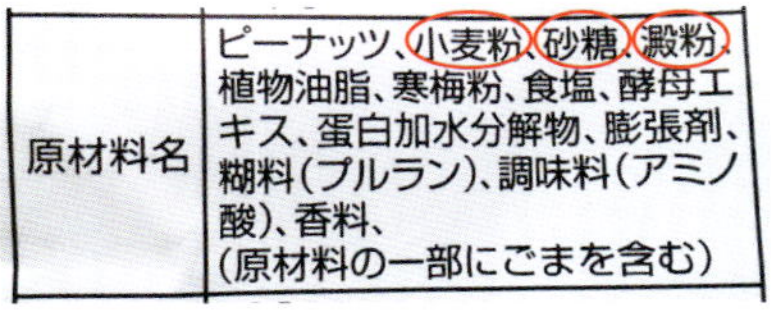

原材料名	ピーナッツ、小麦粉、砂糖、澱粉、植物油脂、寒梅粉、食塩、酵母エキス、蛋白加水分解物、膨張剤、糊料（プルラン）、調味料（アミノ酸）、香料、（原材料の一部にごまを含む）

写真・上は、いか燻製品のラベル。
写真・下は、豆菓子のラベル。
よく見ると、砂糖や小麦粉、でんぷんが含まれています。

市販品はラベルをチェック！

魚介の干物や乾きもののおつまみには、砂糖で味つけをしてあったり、飴がけしたものもあるので必ず原材料を確認して。原材料名は多い順番に記載されています。買う際には必ず表示を確認し、味つけしていないものを選んでください。

糖尿病と肥満を改善するために
スーパー糖質オフをする人へ

ぎょうざの皮や揚げ衣など ムダな糖質は避ける!

糖質を含むのは主食だけではありません。小麦粉やパン粉、片栗粉といった粉類のほか、あらかじめ甘く味付けしてある加工品は要注意です。糖質を含むものに敏感になってください。

注意したい加工品

- ぎょうざ
- から揚げ
- しゅうまい
- つくだ煮
- 春巻き
- 揚げ玉
- 天ぷら
- パン粉をつけたフライ
- 味つけした魚の缶詰
- 甘酢漬け
- べったら漬け

注意したい調味料

- 酒
- みりん

スーパー糖質オフの場合、みりんで甘味をつけたいときは適宜エリスリトールを、酒を使いたいときは、糖質ゼロの酒に変えるとよい。

甘さが欲しくなったら “エリスリトール”の甘味料を!

砂糖、はちみつ、メープルシロップなどの天然甘味料は成分のほとんどが糖質で、とった量に比例して血糖値が上がります。これに対して甘いのに体に吸収されても代謝されず、血糖値を上げないのが「エリスリトール」という人工甘味料です。スーパー糖質オフをする場合は、「砂糖」を「エリスリトール」に代えるのがベストです。

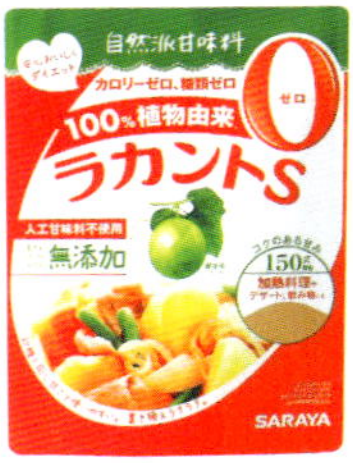

※砂糖(上白糖)の糖質量とエネルギー
小さじ1(3g)…糖質3g、燃料11kcal
大さじ1(9g)…糖質9g、燃料32kcal

「ラカントS(サラヤ)」は、エリスリトールと高純度羅漢果エキス配合。砂糖と同じ甘さなので、「砂糖大さじ1」の代わりに「ラカント大さじ1」を使えばOK。

スーパー糖質オフでは徹底的に糖質を抜こう

糖質オフの基本は1食あたりの糖質量を20g以下にすることですが、糖尿病の人や肥満を早急に解消しなければならない場合は、できるだけ糖質量を少なくすることが大事です。

この本では「プチ糖質オフ」や「スタンダード糖質オフ」も紹介しているので砂糖や小麦粉などを使っているレシピもありますが、「スーパー糖質オフ」をするなら無駄な糖質をとらないに越したことはありません。

できる限り糖質を減らして、スピーディに糖尿病と肥満を改善してください。

かんたん！
べんり！
おいしい！

第2章
電子レンジで糖質オフの作りおきをしよう

この本の使い方

糖質の合計が20g以下になるように おかずを4品選ぼう

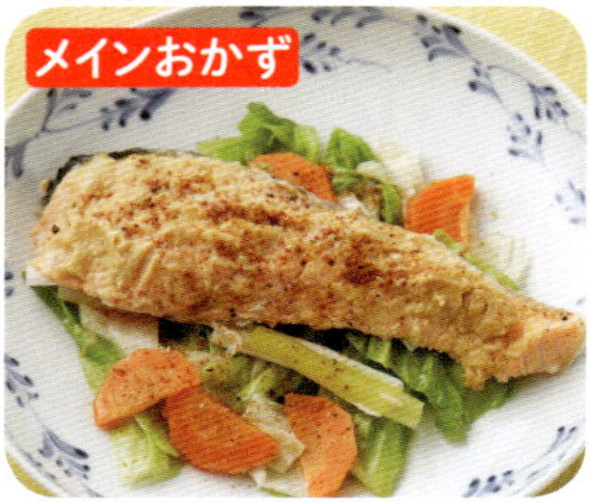

糖質 **6.2**g さけのちゃんちゃん焼き
→作り方はP61へ

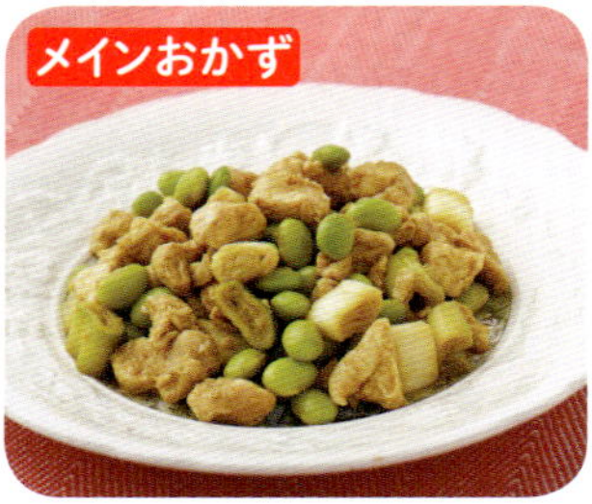

糖質 **4.5**g 鶏とささみと枝豆のカレー炒め
→作り方はP40へ

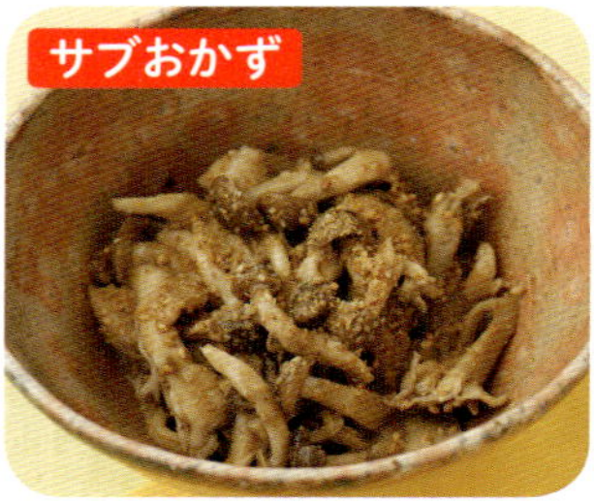

糖質 **1.8**g きのこのごまあえ
→作り方はP96へ

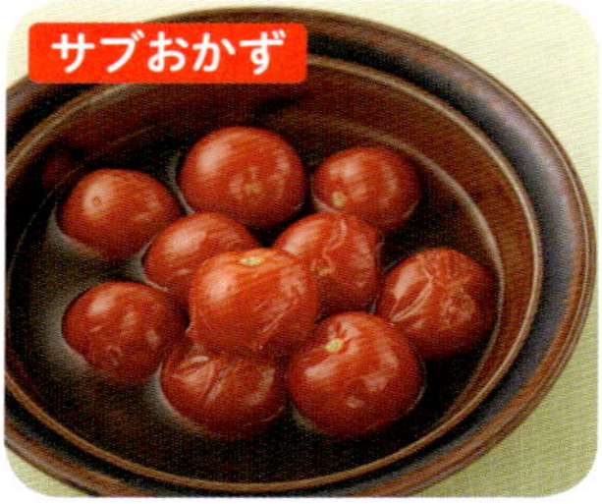

糖質 **6.9**g プチトマトのタバスコマリネ
→作り方はP83へ

↓

糖質の合計 **19.4** g

肉・大豆・魚介のメインおかずから２品、マリネ・野菜・きのこ・海藻のサブおかずから２品、計４品を選ぶのが基本。糖質オフの主食を食べる際は、メインおかずを１つ減らします。

おかずの種類は多少増減してもＯＫですが、糖質の合計が必ず20g以下になるようにします。レシピは１人分の糖質量（材料が４人分の場合、全体の¼量がひとり分）を示しているので、それを合計してください。エネルギーは１食で５００ｋｃａｌ以上になるようにしてください。

レシピページの見方

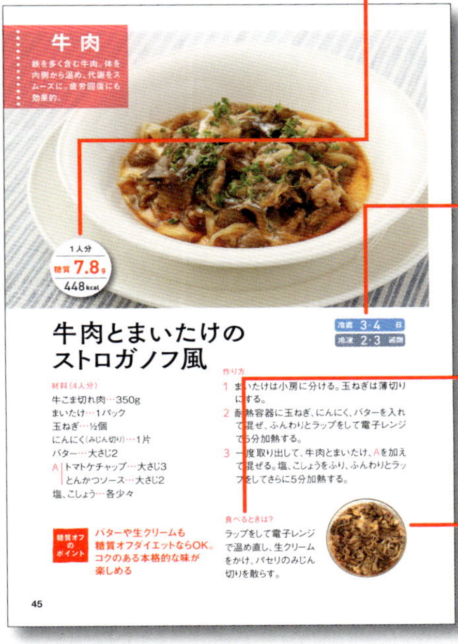

牛肉

鉄を多く含む牛肉。体を内側から温め、代謝をスムーズに。疲労回復にも効果的。

1人分
糖質 7.8g
448kcal

冷蔵 3-4 日
冷凍 2-3 週間

牛肉とまいたけのストロガノフ風

材料（4人分）

牛こま切れ肉…350g
まいたけ…1パック
玉ねぎ…½個
にんにく(みじん切り)…1片
バター…大さじ2
A トマトケチャップ…大さじ3
　とんかつソース…大さじ2
塩、こしょう…各少々

作り方

1 まいたけは小房に分ける。玉ねぎは薄切りにする。
2 耐熱容器に玉ねぎ、にんにく、バターを入れて混ぜ、ふんわりとラップをして電子レンジで5分加熱する。
3 一度取り出して、牛肉とまいたけ、Aを加えて混ぜる。塩、こしょうをふり、ふんわりとラップをしてさらに5分加熱する。

糖質オフのポイント
バターや生クリームも糖質オフダイエットならOK。コクのある本格的な味が楽しめる

食べるときは？
ラップをして電子レンジで温め直し、生クリームをかけ、パセリのみじん切りを散らす。

45

糖質量とエネルギー

1人分あたりの材料に含まれる糖質量とエネルギーを示しています。糖質量は4品で20g以下になるように、エネルギーは1食で500kcal以上にしてください。エネルギーを減らしすぎると体力が落ちたり、筋肉が減ることがあります。

保存の目安

冷蔵庫での保存の目安日数と、冷凍できるものについては冷凍保存のめやす日数を表示しています。冷蔵室・冷凍室に入れる前に必ず粗熱を取ってください。

食べ方

温めた方がおいしくなるものは温め方を、かたまりで保存するものは切り方などを書いています。参考にしてください。

でき上がり

調理が完了した状態の写真です。最後に混ぜるときは清潔な箸やスプーンを使い、フタをして保存します。

ご注意ください

糖質オフは誰でもできる食事制限ですが、下記の病気がある人や治療薬を服用している人が安易に始めるのは禁物です。

[糖質オフが適さない人]

★診断基準を満たす膵《すい》炎がある

★肝硬変《かんこうへん》・長鎖脂肪酸代謝異常症がある

[注意が必要な人]

★糖尿病で血糖降下剤を服用している・インスリン注射をしている場合は、糖質オフの食事をすると低血糖になる場合があります。必ず主治医に相談してください。

★腎機能低下がある人は必ず医師に相談してください。

「電子レンジで作りおき」はいいこといっぱい！

いいこと 1

清潔で日持ちする

電子レンジで中心までしっかり加熱してそのまま保存すると雑菌が繁殖しにくく、日持ちもバッチリ。粗熱が取れたらすぐに冷蔵庫へ入れましょう。加熱する容器は樹脂製品と比べ傷がつきにくくて衛生的な耐熱ガラスや磁器のものを使えばより安心です。途中で混ぜたり、食材を取り出したりするときも、雑菌のつきにくい金属や磁器のスプーンなどがおすすめ。ただし、容器に傷をつけないように注意して。

いいこと 2

失敗なし！

下ごしらえが済んだら、あとは電子レンジまかせでOK。こげついたり、煮くずれたりすることなく火を通すことができるから、料理が好きじゃなくても失敗せずおいしく作れます。

いいこと 3

節約できる

4人分をまとめ作りすると材料を使いきれるのがよいところ。半端にあまった材料が冷蔵庫の奥で腐ったり、干からびたりしないから節約できます。手頃な旬の野菜や、特売の材料を活用すればさらにお得！

いいこと 4

時短できる

電子レンジが勝手に料理してくれるから、料理時間がぐっと短くなります。レンジ調理している間に他の家事をしたり、テレビを観たってOK。時間に追われている人にぴったりです。

いいこと 5

鍋を洗わなくてOK

電子レンジ調理に使う容器は、保存容器も兼ねた耐熱容器ひとつだけ。下ごしらえにボウルを使うこともありますが、油で汚れたフライパンや、こげついた鍋を洗わなくて済むからあと片づけが格段にラクになります。

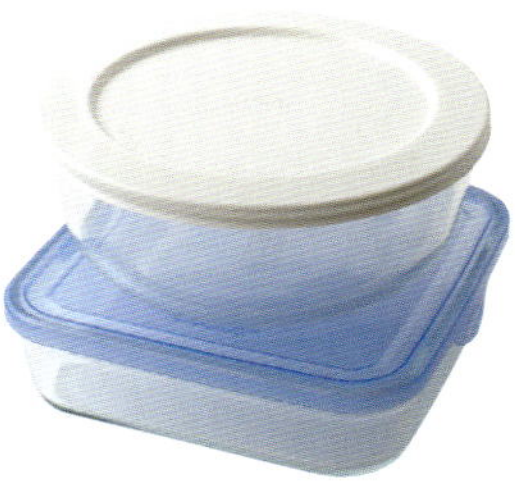

この本で使用したのはiwakiの（上）パックぼうる1.3L（径18.6×高7.8cm）と（下）NEWパック＆レンジ1.2L（幅18.5×奥行18.5×高さ5.5cm）のシリーズ。

電子レンジの調理のコツ

電子レンジは素材の水分を利用して加熱する調理器具です。機種によって、また使う容器や素材の温度などによっても仕上がりに若干の差が出ることがあります。レシピ内の加熱時間は目安として、様子を見ながら加減して下さい。

1品作ってマイレンジのクセをつかもう

1 レシピの表示通りに加熱する

2 火の通りを確かめる

- **肉・魚が半生**
- **野菜がかたい**

→ **30秒再加熱**

火の通りが完全でないときは、ほどよい状態になるまで30秒ずつ追加加熱をして下さい。加熱時間が5分以上のものについては、1分ずつ追加加熱をします。

油脂を使う料理は、必ず耐熱ガラスか磁器製の容器を使ってください！　プラスチックは溶けることがあります

油脂や油脂を多く含む食材を電子レンジ加熱すると、短時間でも予想以上の高温になることがあり、プラスチックの容器では溶けることがあります。必ず耐熱ガラス製、磁器製の容器を使って加熱して下さい。

この本では600Wの電子レンジでの加熱時間を示しています

この本のレシピはガラス製の耐熱容器を使用し、600Wの電子レンジで加熱したときの加熱時間の目安を示しています。500Wの場合は、加熱時間を1.2倍、700Wの場合は0.8倍します。

ラップはぴっちりとかける必要はありません！

ラップをして加熱すると食材を効率よく加熱できます。その際、ラップはふんわりとのせて蒸気が抜けるすき間を作りましょう。ラップで密閉すると中に水蒸気がたまってラップがはじけることがあり、危険です。

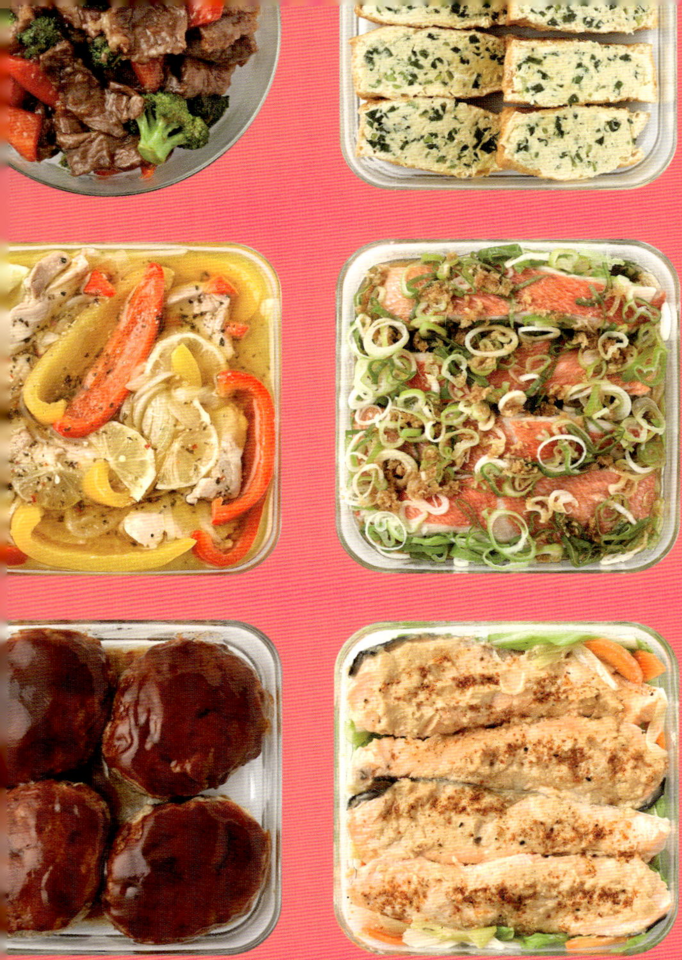

お腹いっぱい！ たんぱく質たっぷり!!

糖質オフの メインおかず

肉・魚・卵・大豆をふんだんに使っているのがメインおかず。この中から好きなものを2つ選びますが、大豆のおかずを選んだら、もうひとつは肉か魚、卵を選ぶのがおすすめ。植物性と動物性のたんぱく質を一緒にとると、植物性たんぱく質が吸収されやすくなります。

メインおかず2品を選ぼう！

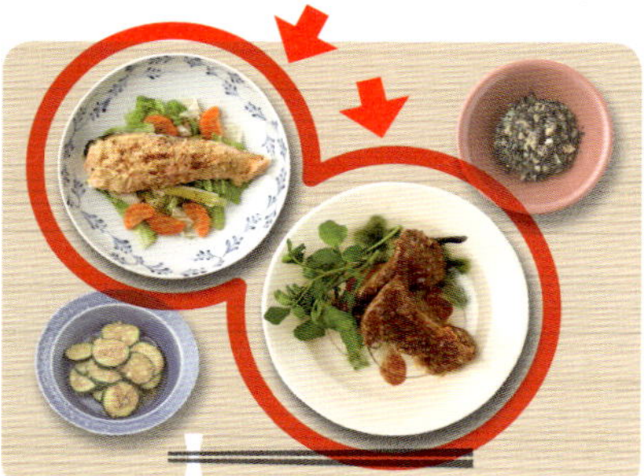

豚肉

糖質が少ないうえビタミンB1も豊富。ビタミンB1は糖質をエネルギーにする際に欠かせません。

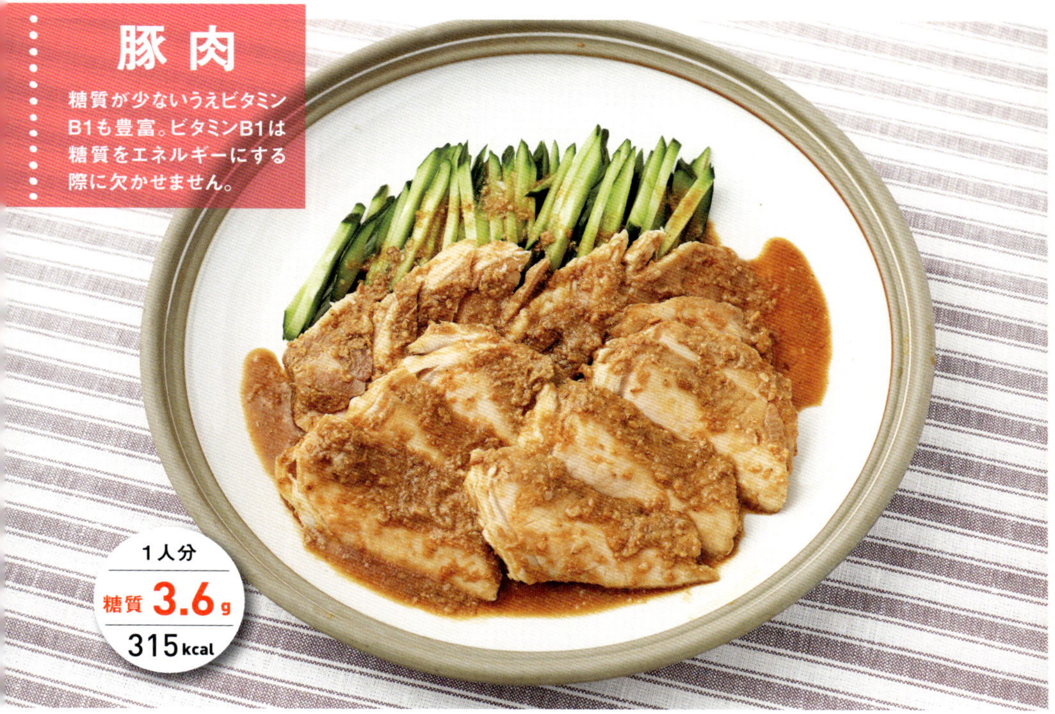

1人分
糖質 3.6g
315kcal

レンジチャーシュー

冷蔵 3-4 日
冷凍 2-3 週間

材料（4人分）

豚肩ロースとんかつ用肉…4枚（400g）

A
- おろししょうが…1かけ分
- おろしにんにく…1片分
- みそ、しょうゆ、酒、白すりごま…各大さじ2
- 塩、こしょう…各少々

作り方

1 耐熱容器にAを入れて混ぜ、豚肉を加えて全体にからめる。

2 ふんわりとラップをして電子レンジで3分加熱する。

3 豚肉を一度取り出して裏返し、全体に汁をかける。ラップをかけずにさらに3分～3分30秒加熱する。

食べるときは?

そのまま、またはラップをして電子レンジで温め直し、そぎ切りにして汁をからめる。きゅうりのせん切りを添える。

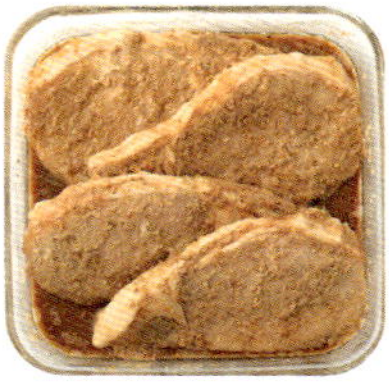

糖質オフのポイント 糖質の少ないみそにしょうがやにんにくを効かせて食べ飽きない味に。

豚にらキムチロール

冷蔵 3-4 日
冷凍 2-3 週間

材料（8本・4人分）

豚ロース薄切り肉…24枚
白菜キムチ…400g
にら…1束
塩、こしょう…各少々

食べるときは？

ラップをして電子レンジで温め直し、食べやすく切って器に盛る。

作り方

1 白菜キムチは汁けをかたくしぼり、汁と葉に分け、葉はざく切りにする。にらは8㎝長さに切る。
2 豚肉3枚を1組にして左右が8㎝幅くらいになるように少し重ねて縦長に並べ、塩、こしょうをふる。手前にキムチ、にらを等分にのせてきつく巻く。
3 耐熱容器に巻き終わりを下にして並べ、キムチの汁をかける。ふんわりとラップをして、電子レンジで5分～5分30秒、肉の色が変わるまで加熱する。

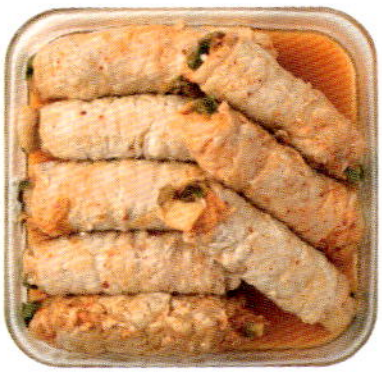

糖質オフのポイント

キムチの唐辛子のカプサイシンが代謝をアップ。にらのアリシンも糖質代謝を促進。

アスパラの豚肉巻き

冷蔵 3-4 日
冷凍 2-3 週間

材料（16本・4人分）

豚バラ薄切り肉…16枚（240g）
グリーンアスパラガス…8本
塩…小さじ½
粗びき黒こしょう…少々

食べるときは？

ラップをして電子レンジで温め直し、くし形に切ったレモンを添える。

作り方

1 アスパラは根元のかたい部分を切り落とし、長さを半分に切る。
2 豚肉を広げ、塩、黒こしょうをふり、アスパラ1切れをのせ、斜めにずらしながらきつく巻く。
3 耐熱容器に2を並べ、ふんわりとラップをして、電子レンジで5分～5分30秒、肉の色が変わるまで加熱する。

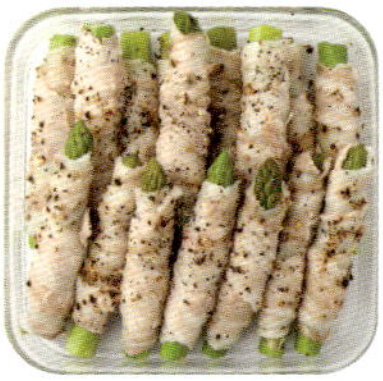

糖質オフのポイント

シンプルな塩こしょう味で調味料の糖質をカット。レモンをふって飽きのこない味に。

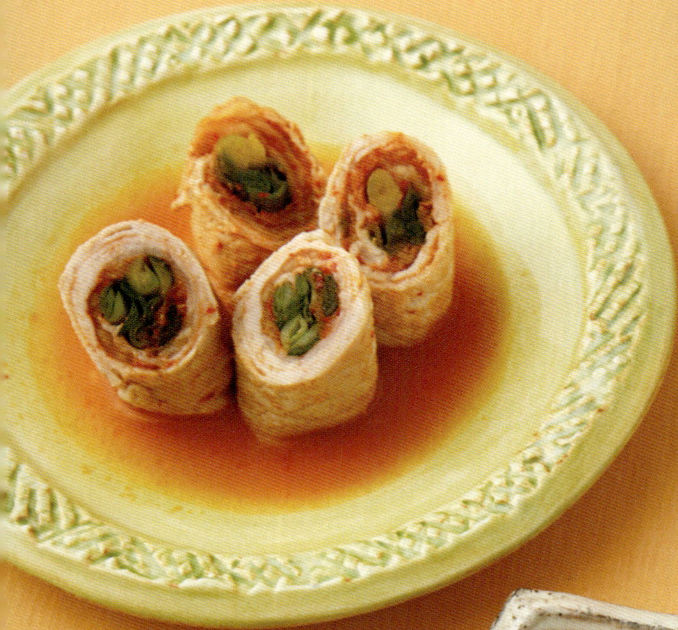

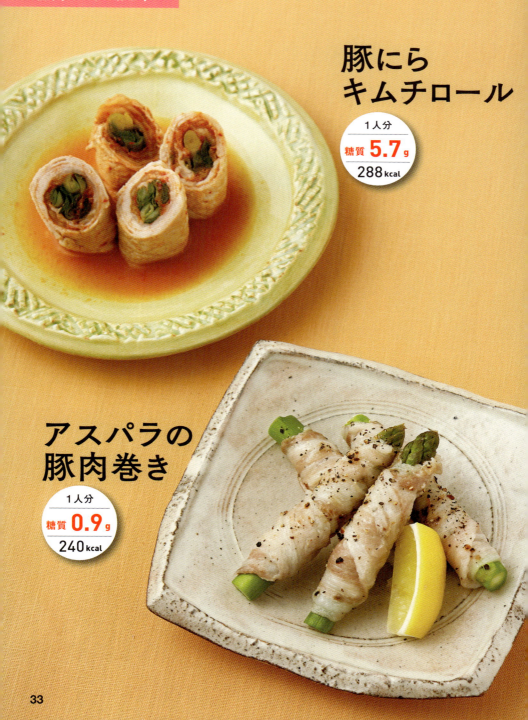

豚にら キムチロール

1人分
糖質 5.7g
288kcal

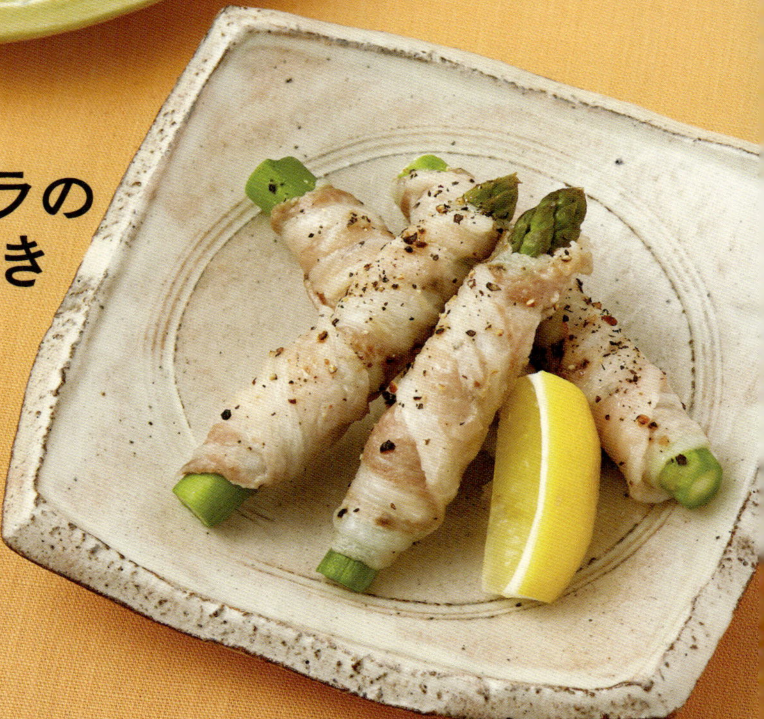

アスパラの豚肉巻き

1人分
糖質 0.9g
240kcal

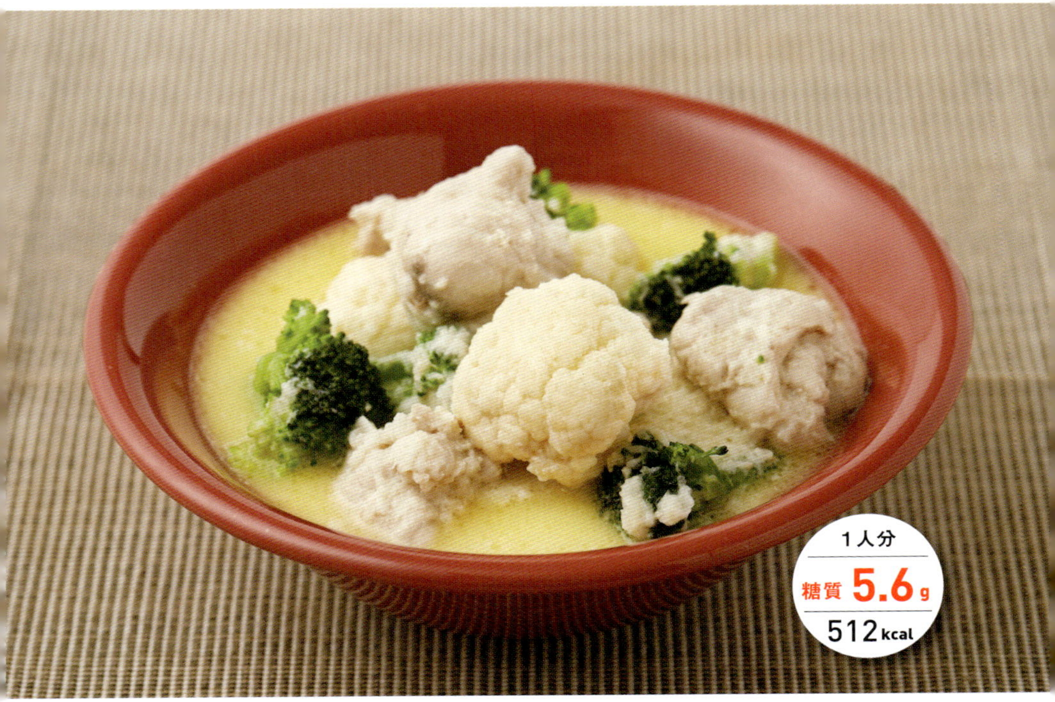

ポークシチュー

冷蔵 3-4 日
冷凍 2-3 週間

材料（4人分）

豚ロース薄切り肉…20枚（300g）
カリフラワー…½個（150g）
ブロッコリー…½個（150g）
A おろし玉ねぎ…½個分
固形コンソメ（刻む）…1個
白ワイン…½カップ
B 生クリーム…1カップ
バター…大さじ2
塩…小さじ½
こしょう…少々

作り方

1 豚肉は、1枚ずつ縦に2～3等分に折りたたみ、リボン状に結ぶ。カリフラワー、ブロッコリーは小房に分ける。
2 耐熱容器に豚肉、カリフラワーを入れ、Aを加えて混ぜる。ふんわりとラップをして電子レンジで5分加熱する。
3 一度取り出してブロッコリー、Bを加えて混ぜ、塩、こしょうで調味する。ふんわりとラップをしてさらに3分～3分30秒加熱する。

食べるときは？

ラップをして電子レンジで温め直す。

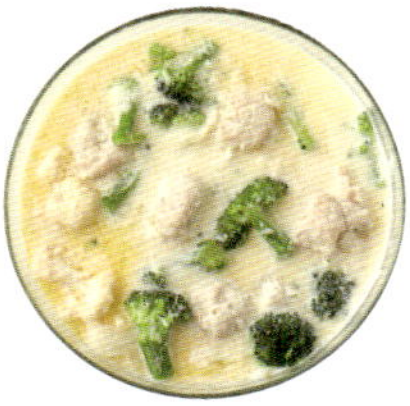

糖質オフのポイント

生クリームは糖質オフのOK食材。濃厚な味を楽しんで。

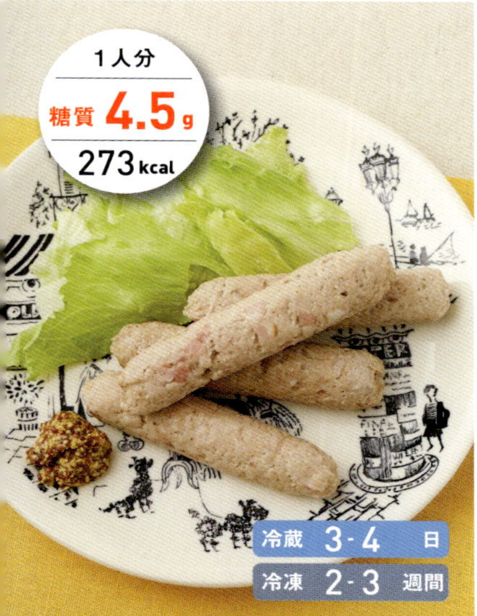
1人分
糖質 4.5g
273kcal
冷蔵 3-4 日
冷凍 2-3 週間

※スーパー糖質オフの場合は、はちみつ小さじ1を「ラカントS」小さじ1に変更。

チョリソー

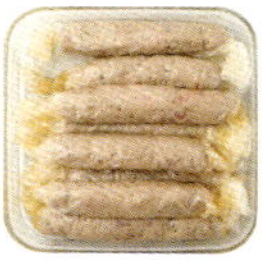

材料（8本・4人分）

豚ひき肉…400g

A
- ベーコン（みじん切り）…2枚
- おろし玉ねぎ…¼個分
- おろしにんにく…1片分
- はちみつ…小さじ1
- 小麦粉…大さじ1
- 水…大さじ2
- 塩…小さじ1
- 一味唐辛子…小さじ1
- ドライハーブミックス…小さじ1
- 粗びき黒こしょう…小さじ½

食べるときは？

そのまま、または電子レンジで温め直してラップをはずし、レタス、粒マスタードを添える。

糖質オフのポイント たっぷりの一味唐辛子とこしょうが代謝をアップ。ハーブは味に深みをプラス。

作り方

1. ボウルにひき肉とAを入れて、粘りが出るまでよく混ぜる。
2. 20cm長さに切ったラップを横長におき、1の⅛量をのせる。10cm長さの棒状にしてラップを巻き、両端をねじってとめる。
3. 耐熱容器に並べて電子レンジで3分加熱する。一度取り出して裏返し、さらに3分加熱する。

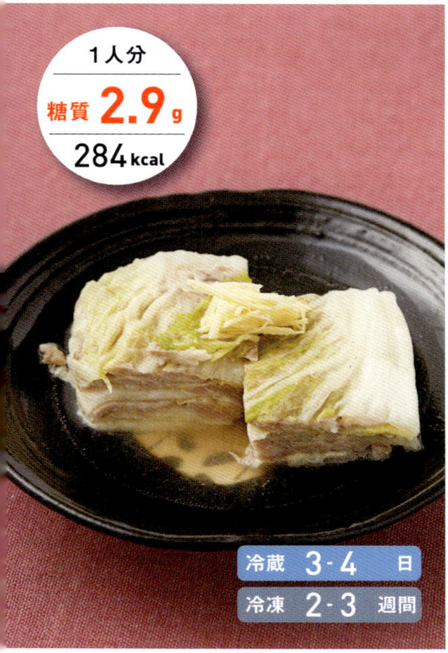
1人分
糖質 2.9g
284kcal
冷蔵 3-4 日
冷凍 2-3 週間

豚肉と白菜のはさみ蒸し

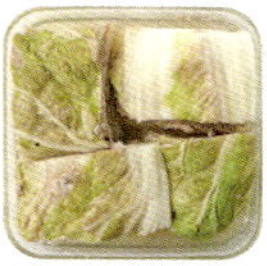

材料（4人分）

豚こま切れ肉…400g

白菜…4枚

A
- 酒…大さじ4
- 塩…小さじ2
- おろししょうが…1かけ分

食べるときは？

食べやすく切って汁をかけ、ラップをして電子レンジで温め直す。しょうがのせん切りを添える。

糖質オフのポイント 下味が豚肉のうまみを引き出すので、余分な調味料を加えなくてもおいしくなる。

作り方

1. ボウルに豚肉とAを入れてよくもむ。白菜は縦半分に切り、さらに横半分に切る。白菜、豚肉の順に等分に重ねたものを4個作る。
2. 耐熱容器に並べ、ふんわりとラップをして、電子レンジで5分加熱し、そのまま3分おく。
3. 一度取り出して裏返し、ふんわりとラップをしてさらに3分〜3分30秒加熱する。

スペアリブ バーベキューソース

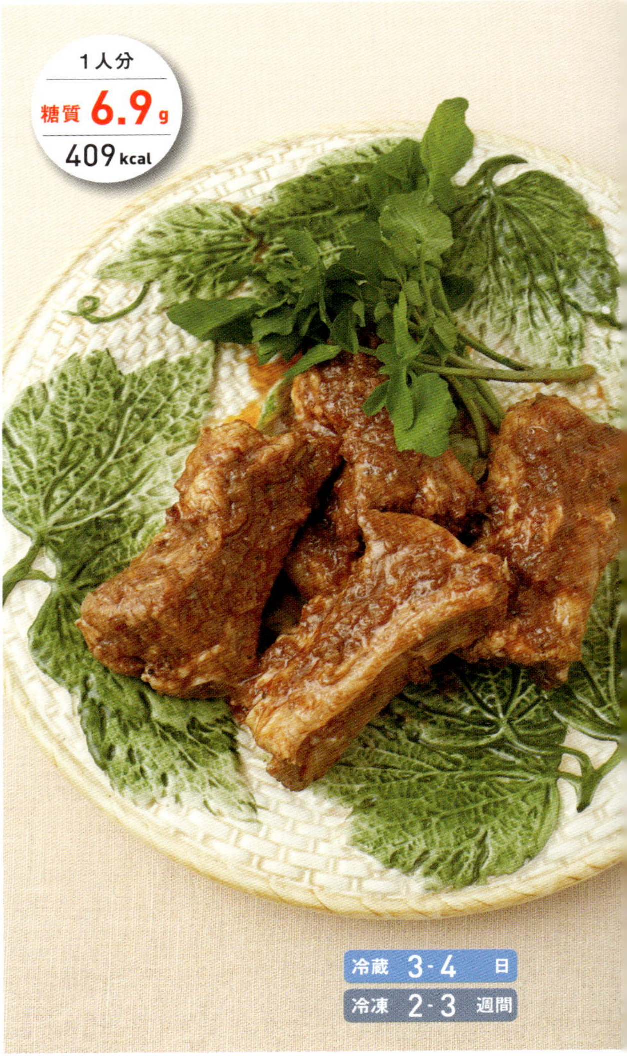

1人分
糖質 6.9g
409kcal

冷蔵 3-4 日
冷凍 2-3 週間

材料（8本・4人分）

スペアリブ
…長さ7〜8cmのもの8本（600g）

A
- おろし玉ねぎ…¼個分
- おろしにんにく…1片分
- トマトケチャップ…大さじ4
- ウスターソース…大さじ1
- 塩…小さじ1
- こしょう…少々

作り方

1 スペアリブは骨のまわりに包丁を入れて筋を切る。

2 耐熱容器に1とAを入れ、手でよくもむ。ふんわりとラップをして電子レンジで5分加熱し、そのまま5分おく。

3 一度取り出して肉を裏返し、全体に汁をかける。ラップをせずにさらに5分加熱する。

食べるときは？

ラップをして電子レンジで温め直す。クレソンを添える。

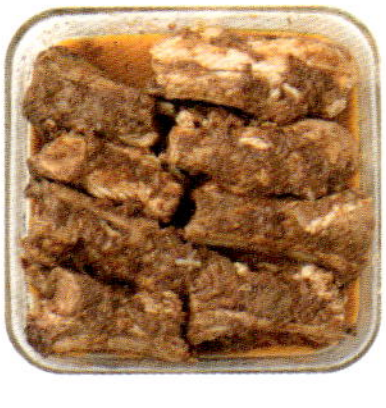

糖質オフのポイント

食べごたえ満点のスペアリブも糖質オフ食材。かみごたえがあり、満腹感も得やすい。

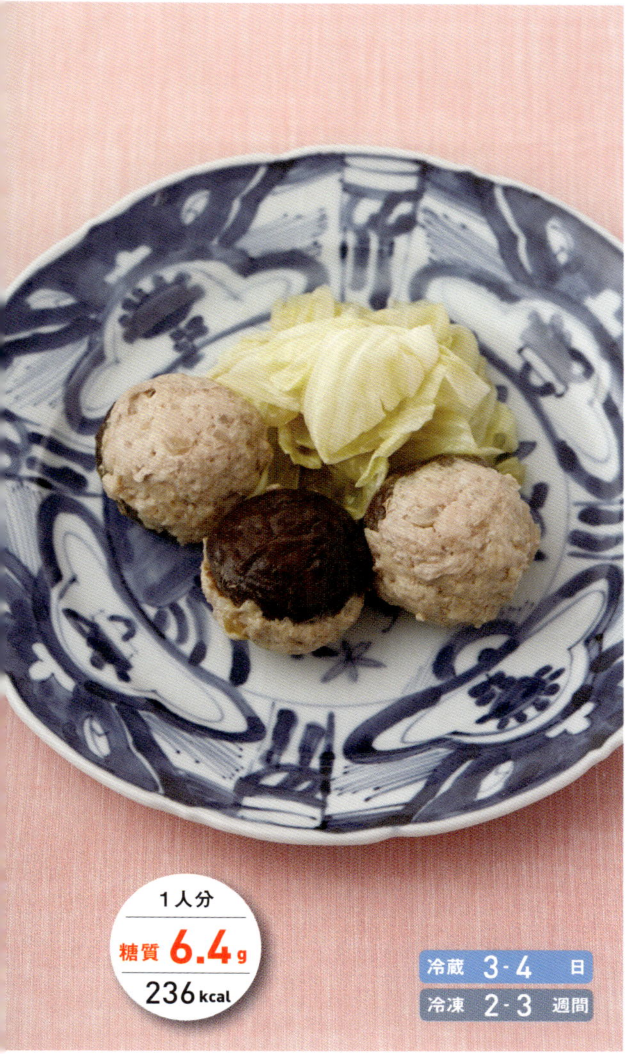

しいたけしゅうまい

材料（12個・4人分）

豚ひき肉…300g
しいたけ…12個・180g

A
- 玉ねぎ（みじん切り）…½個
- しょうが（みじん切り）…1かけ
- 片栗粉…大さじ1
- しょうゆ、酒、ごま油…各大さじ1
- 鶏ガラスープの素…小さじ1
- 塩、こしょう…各少々

キャベツ…4枚（200g）
片栗粉…少々

作り方

1 しいたけは軸をとる。キャベツは4〜5cm角に切る。
2 ボウルにひき肉とAを入れて、粘りが出るまでよく混ぜる。しいたけのかさに片栗粉を薄くまぶし、等分に詰める。
3 耐熱容器にキャベツを敷き、2をしいたけを下にして並べる。ふんわりとラップをして電子レンジで5分加熱し、そのまま3分おく。さらに3分加熱する。

1人分
糖質 6.4g
236kcal

冷蔵 3-4 日
冷凍 2-3 週間

食べるときは？

ラップをしてキャベツとともに電子レンジで温め直す。練りからしや酢じょうゆを添えても。

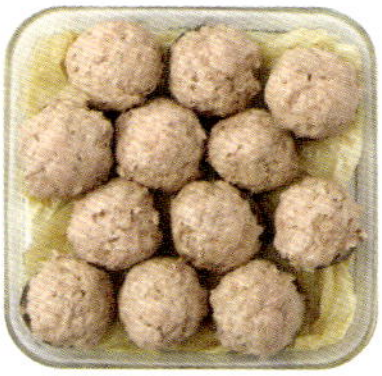

糖質オフのポイント
きのこ類は糖質オフの安心食材。食物繊維も豊富で血糖値を上がりにくくする。

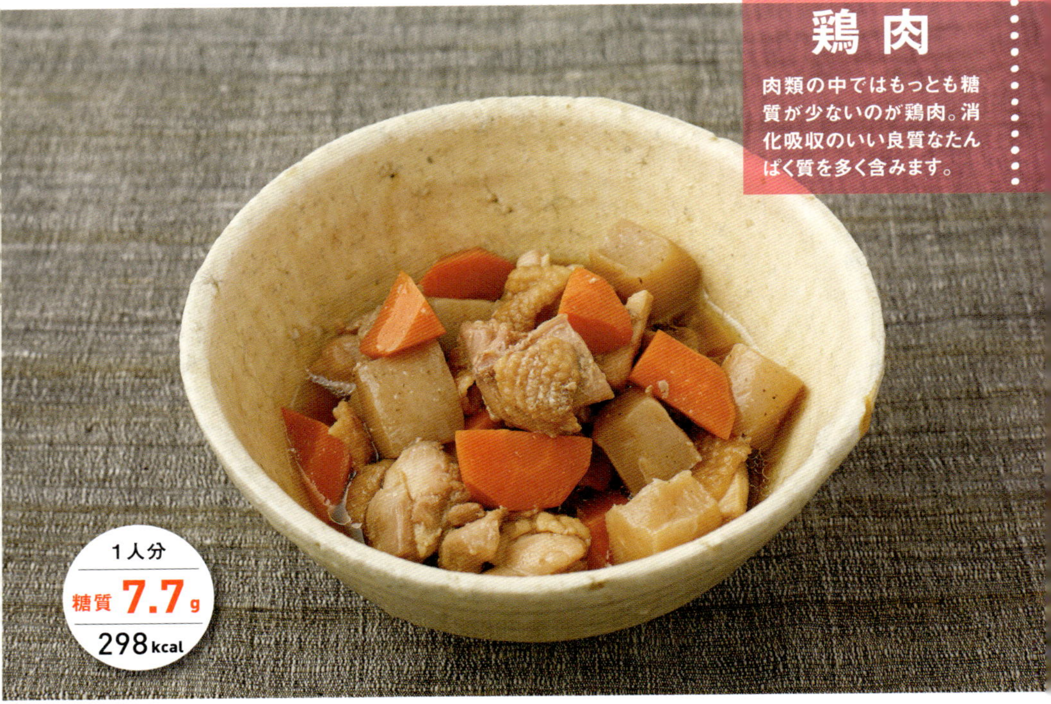

鶏肉

肉類の中ではもっとも糖質が少ないのが鶏肉。消化吸収のいい良質なたんぱく質を多く含みます。

1人分
糖質 7.7g
298kcal

鶏肉とこんにゃくの煮もの

冷蔵 3-4 日
冷凍 不可

材料(4人分)

鶏もも肉…2枚
にんじん…1本
こんにゃく…1枚
しょうゆ…大さじ3
みりん…大さじ2

食べるときは?

ラップをして電子レンジで温め直す。

作り方

1 鶏肉は3cm角、にんじんは小さめの乱切り、こんにゃくはスプーンでひと口大にちぎる。
2 耐熱容器に材料をすべて入れて混ぜる。ふんわりとラップをして電子レンジで5分加熱し、そのまま3分おく。
3 一度取り出して全体を混ぜ、ふんわりとラップをしてさらに5分、にんじんに竹串がすっと通るようになるまで加熱する。

※スーパー糖質オフの場合は、みりん大さじ2を糖質ゼロの酒大さじ2に変更。

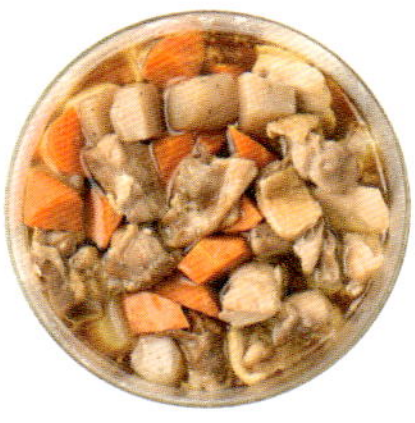

糖質オフのポイント 低糖質なうえに食物繊維豊富なこんにゃく。ボリュームもアップしておなか満足のひと品に。

糖質オフのポイント

オイルをたっぷり使ったマリネも食べてOK。うまみと塩けのアンチョビで味つけに変化をつけて。

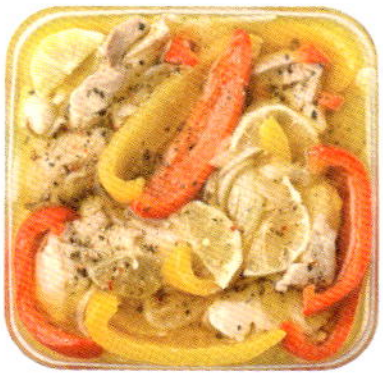

鶏肉のイタリアンマリネ

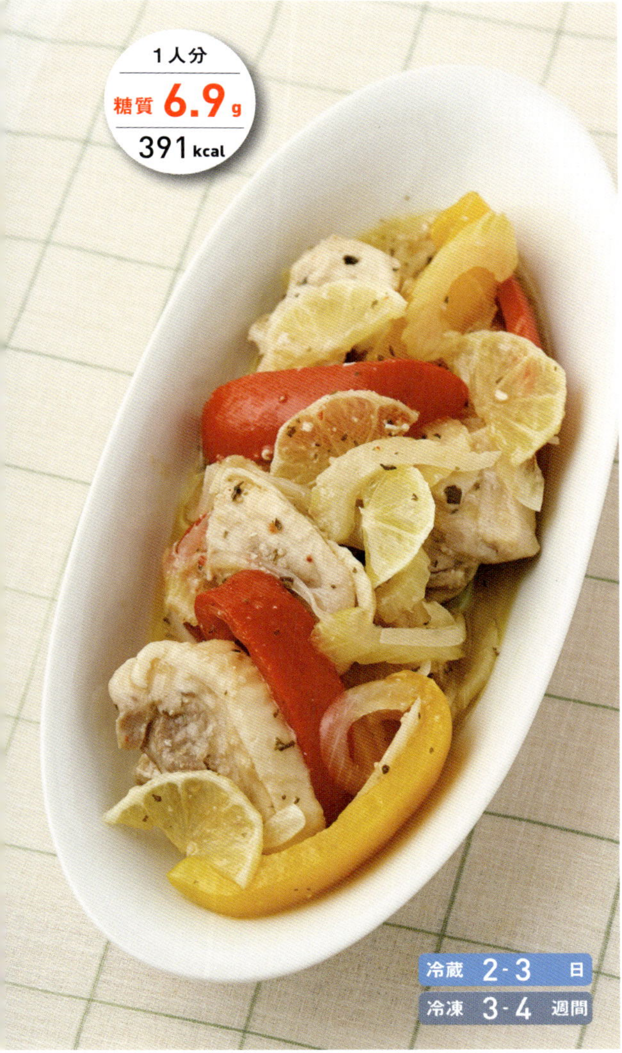
1人分
糖質 6.9g
391kcal
冷蔵 2-3 日
冷凍 3-4 週間

材料（4人分）

鶏もも肉…2枚
パプリカ（赤・黄）…各1個
玉ねぎ…½個
セロリ…1本
にんにく（薄切り）…1片
A アンチョビ（みじん切り）…2切れ
　白ワイン…大さじ4
　塩、ドライハーブミックス…各小さじ1
　こしょう…少々
レモン…1個
オリーブオイル…大さじ3

作り方

1 鶏肉は1cm幅のそぎ切り、パプリカは8つ割り、玉ねぎは薄切り、セロリは1cm幅の斜め切りにする。レモンは半分は皮を厚めにむいて薄い半月切りに、残りは果汁をしぼる。

2 耐熱容器に玉ねぎ、セロリ、にんにく、鶏肉、パプリカの順にのせ、Aとレモン汁をかける。ふんわりとラップをして電子レンジで5分加熱し、そのまま3分おく。さらに3分加熱する。

3 薄切りにしたレモン、オリーブオイルを加えて混ぜる。

食べるときは？

そのまま、またはラップをして電子レンジで温め直す。

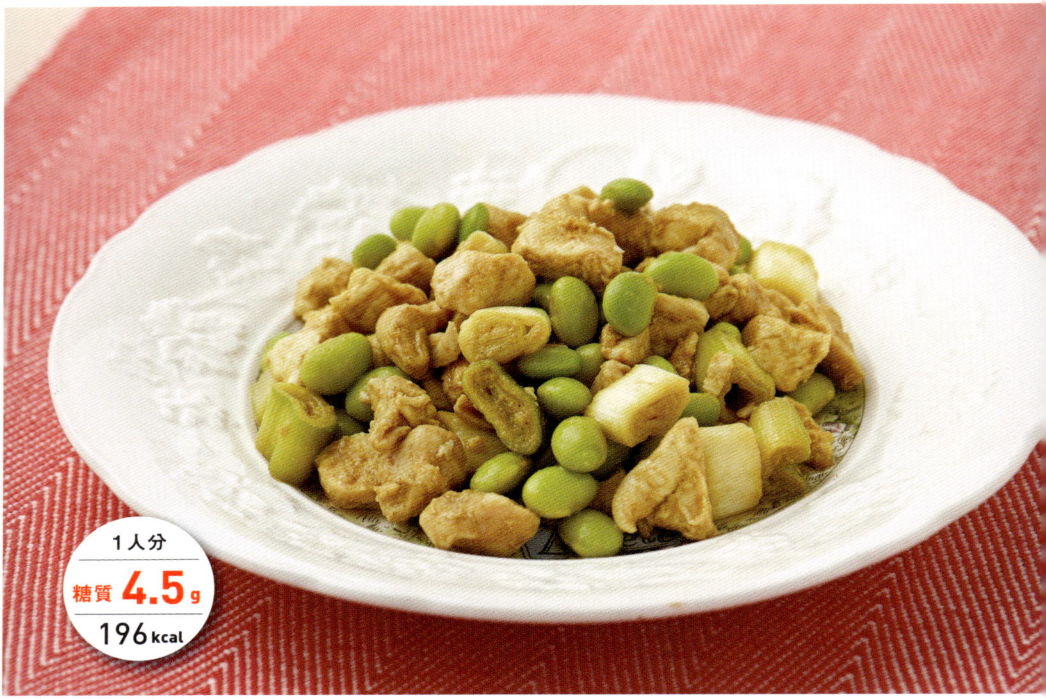

1人分
糖質 **4.5**g
196kcal

鶏ささみと枝豆のカレー炒め

冷蔵 3-4 日
冷凍 2-3 週間

材料（4人分）

鶏ささみ…8本（360g）
枝豆（さやつき・ゆでたもの）
　…200g（正味1カップ）
長ねぎ…1本
A | しょうが（みじん切り）…1かけ
　酒…大さじ2
　しょうゆ…大さじ½
　カレー粉、鶏ガラスープの素、
　　片栗粉…各小さじ1
　塩、こしょう…各少々
サラダ油…大さじ1

作り方

1 ささみは1㎝角、長ねぎは1㎝幅に切る。枝豆はさやから出す。
2 耐熱容器にささみ、長ねぎ、Aを入れてよくもむ。ふんわりとラップをして電子レンジで5分加熱する。
3 枝豆、サラダ油を加えて混ぜる。

食べるときは?

ラップをして電子レンジで温め直す。

糖質オフのポイント
カレー粉が代謝を促進。あとからサラダ油を混ぜるワザで電子レンジでも炒めもの風の仕上がりに。

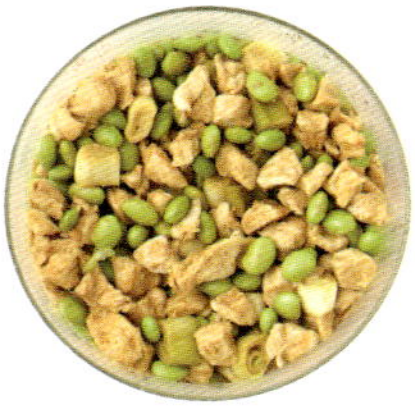

鶏手羽と大豆のスタミナ煮

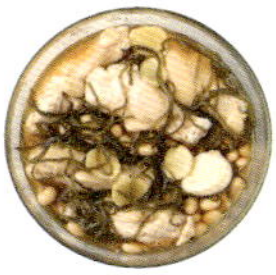

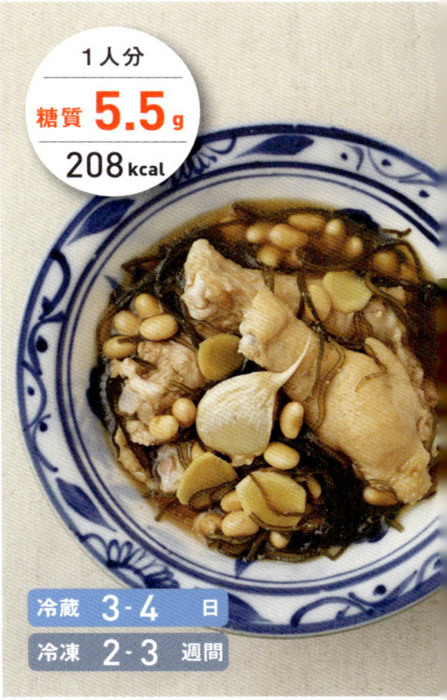
1人分
糖質 5.5g
208kcal
冷蔵 3-4 日
冷凍 2-3 週間

材料（8本・4人分）

鶏手羽元…8本（400g）
ゆで大豆（缶詰）…1缶（120g）
刻み昆布（乾燥）…6g
にんにく（皮つきのまま）…4片
しょうが（薄切り）…1かけ
めんつゆ（2倍濃縮）…½カップ
酢…大さじ1
水…1カップ

食べるときは？

ラップをして電子レンジで温め直す。

作り方

1 刻み昆布はキッチンばさみで食べやすい長さに切る。
2 耐熱容器にすべての材料を入れて混ぜる。ふんわりとラップをして電子レンジで5分加熱し、そのまま3分おく。
3 一度取り出して全体を混ぜ、ふんわりとラップをしてさらに5分加熱する。

糖質オフのポイント 大豆と刻み昆布で食物繊維豊富なひと品に。にんにくが糖質代謝を助けるビタミンB1の吸収率アップ。

なすの鶏そぼろあんかけ

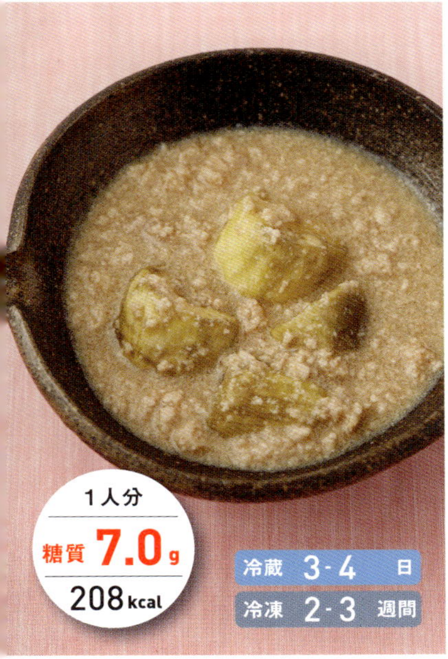
1人分
糖質 7.0g
208kcal
冷蔵 3-4 日
冷凍 2-3 週間

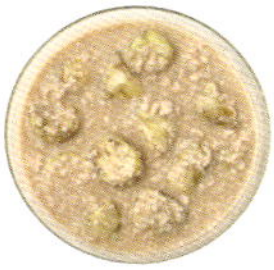

材料（4人分）

なす…4本
鶏ひき肉…300g
A おろししょうが…2かけ分
　だし汁…1カップ
　しょうゆ、みりん…各大さじ2
　片栗粉…大さじ1

食べるときは？

ラップをして電子レンジで温め直す。

※スーパー糖質オフの場合は、みりん大さじ2を糖質ゼロの酒大さじ2に変更。

糖質オフのポイント しょうがを効かせて体を内側から温め、代謝をアップ。とろみのついたあんも体を温めるのに有効。

作り方

1 なすは皮をむき、3cm幅に切って水に5分さらす。
2 耐熱容器にひき肉とAを入れ、菜箸5～6本でほぐしながら混ぜる。なすを加え、ふんわりとラップをして電子レンジで3分加熱し、そのまま3分おく。
3 一度取り出して、同様に混ぜ、さらに3分加熱し、そのまま3分おく。
4 3を再度くり返し、なすに竹串を刺して、やわらかくなるまで加熱する。

鶏肉の のりチーズ ロール

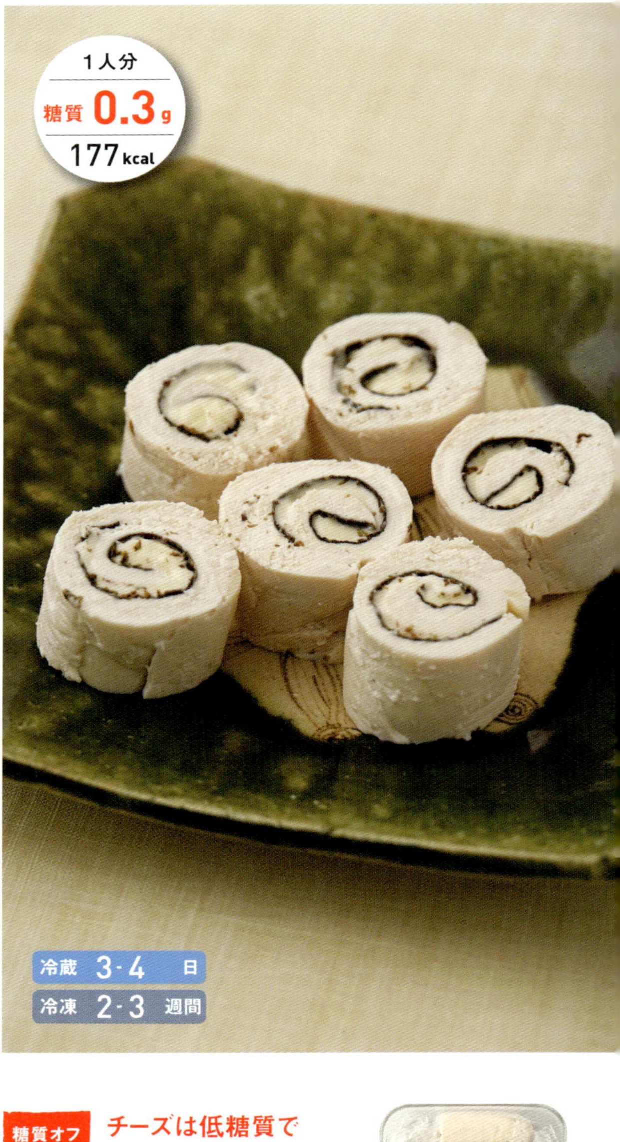
1人分
糖質 0.3g
177kcal
冷蔵 3-4 日
冷凍 2-3 週間

材料（4本・4人分）

鶏むね肉…2枚
スライスチーズ
（溶けないタイプのもの）…4枚
焼きのり…全形1枚
塩、こしょう…各少々

作り方

1 鶏肉は皮と余分な脂を除き、厚みを半分にそぎ切る。それぞれの中心に切り込みを入れて左右に開き、12〜13㎝四方に広げてから、麺棒などで薄くたたいて厚みを均一にする。のりは4等分に切る。

2 ラップを広げて鶏肉1切れをのせ、塩、こしょうをふり、のり1切れ、チーズ1枚の順にのせる。はみ出さないように巻いてそれぞれをラップで巻き、両端をねじってとめる。これを4本作る。

3 耐熱容器に並べ、電子レンジで3分加熱し、そのまま3分おく。一度取り出して裏返し、鶏肉の色が変わるまでさらに3分〜3分30秒加熱する。

食べるときは?

電子レンジで温め直してラップをはずし、食べやすく切る。

糖質オフのポイント

チーズは低糖質でカルシウムがたっぷり。ダイエット中のイライラ対策にもおすすめ。

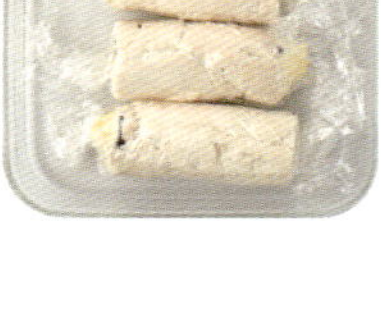

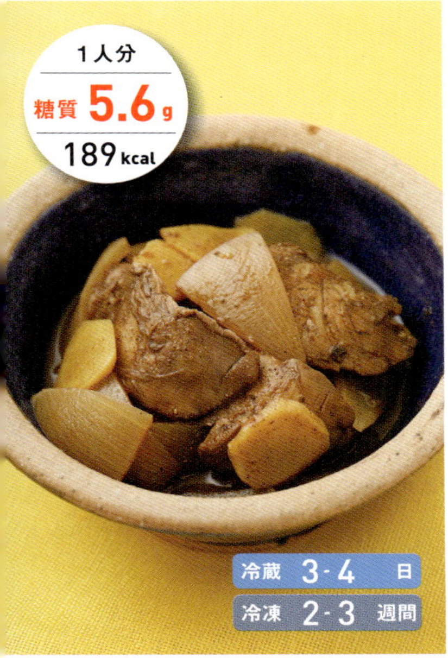

1人分
糖質 5.6g
189kcal

冷蔵 3-4 日
冷凍 2-3 週間

鶏レバーと玉ねぎのバルサミコ煮

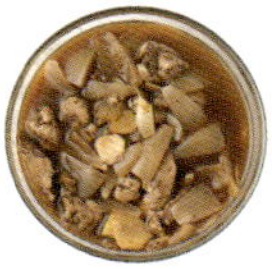

材料（4人分）

鶏レバー…300g
玉ねぎ…1個
しょうが（皮ごと薄切り）…2かけ
バルサミコ酢…½カップ
しょうゆ、ウスターソース
…各大さじ1

食べるときは？

ラップをして電子レンジで温め直す。

糖質オフのポイント ビタミン、ミネラルが豊富なレバー。栄養が偏りがちなダイエット中は上手に取り入れて。

作り方

1 鶏レバーはスジを切り離し、脂や血の塊を除き、食べやすい大きさに切って水洗いする。玉ねぎは2〜3cm角に切る。
2 耐熱容器に材料をすべて入れて混ぜる。ふんわりとラップをして電子レンジで5分加熱し、そのまま3分おく。
3 一度取り出して全体を混ぜ、ふんわりとラップをしてさらに5分加熱する。

鶏肉と長ねぎのゆずこしょう蒸し

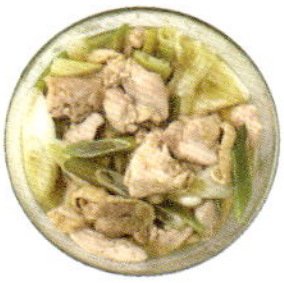

材料（4人分）

鶏もも肉…2枚
長ねぎ…2本
A 酒…大さじ4
ゆずこしょう…大さじ1〜2
塩…少々

食べるときは？

ラップをして電子レンジで温め直す。

糖質オフのポイント 香りのよいゆずこしょうで味つけに変化を。長ねぎは青い部分も使ってビタミンをムダなく摂取。

作り方

1 鶏肉は1cm幅のそぎ切り、長ねぎは1cm幅の斜め切りにし、白い部分と青い部分に分ける。
2 耐熱容器に鶏肉、長ねぎの白い部分を交互に重ねながら並べ入れ、合わせたAをかける。ふんわりとラップをして電子レンジで3分加熱し、そのまま3分おく。
3 長ねぎの青い部分を加えて混ぜ、さらに3分加熱する。

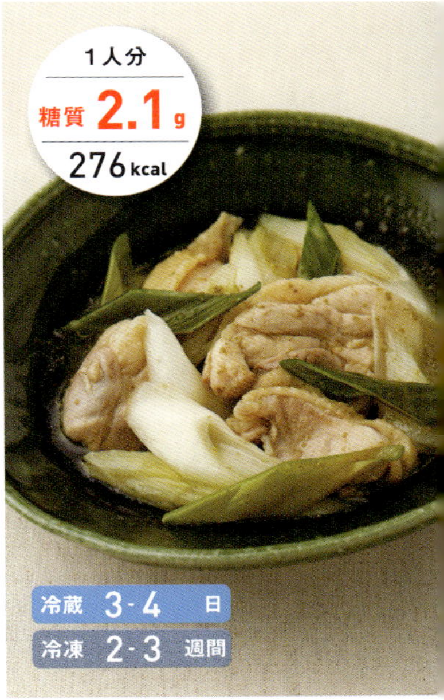

1人分
糖質 2.1g
276kcal

冷蔵 3-4 日
冷凍 2-3 週間

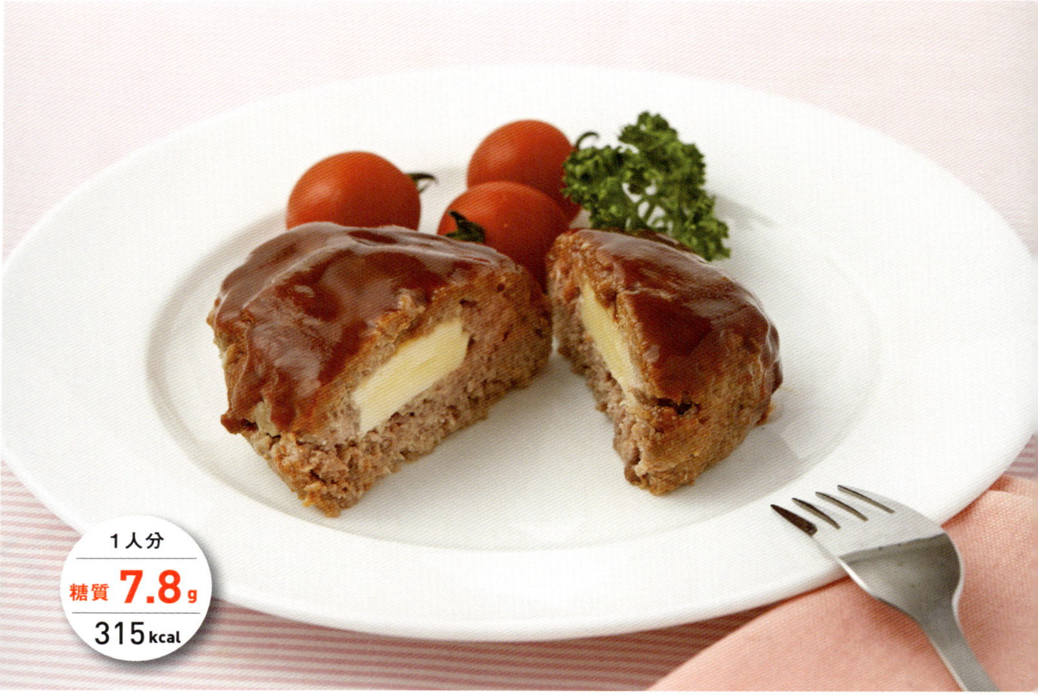

1人分
糖質 7.8g
315kcal

チーズハンバーグ

冷蔵 3-4 日
冷凍 2-3 週間

材料（4人分）

合いびき肉…300g

A
- おろし玉ねぎ…½個分
- おから…100g
- 卵…1個
- 塩…小さじ½
- こしょう…少々

プロセスチーズ…1㎝厚さ4枚（80g）

B
- トマトケチャップ、とんかつソース…各大さじ2

作り方

1 ボウルにひき肉とAを入れて、粘りが出るまでよく混ぜる。4等分してチーズを1枚ずつのせ、チーズを包むように小判形にまとめる。

2 耐熱容器に並べ、ふんわりとラップをして電子レンジで5分加熱する。一度取り出して裏返し、合わせたBを塗る。

3 ラップをせずにさらに3分〜3分30秒、竹串を刺してみて透き通った肉汁が出るようになるまで加熱する。

食べるときは?

ラップをして電子レンジで温め直し、プチトマト、パセリを添える。

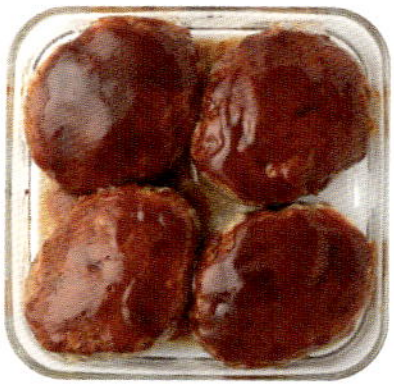

糖質オフのポイント

つなぎにおからを使い、パン粉の糖質をカット。低糖質でカルシウムもとれるチーズを入れて抜群の満足感。

牛肉

鉄を多く含む牛肉。体を内側から温め、代謝をスムーズに。疲労回復にも効果的。

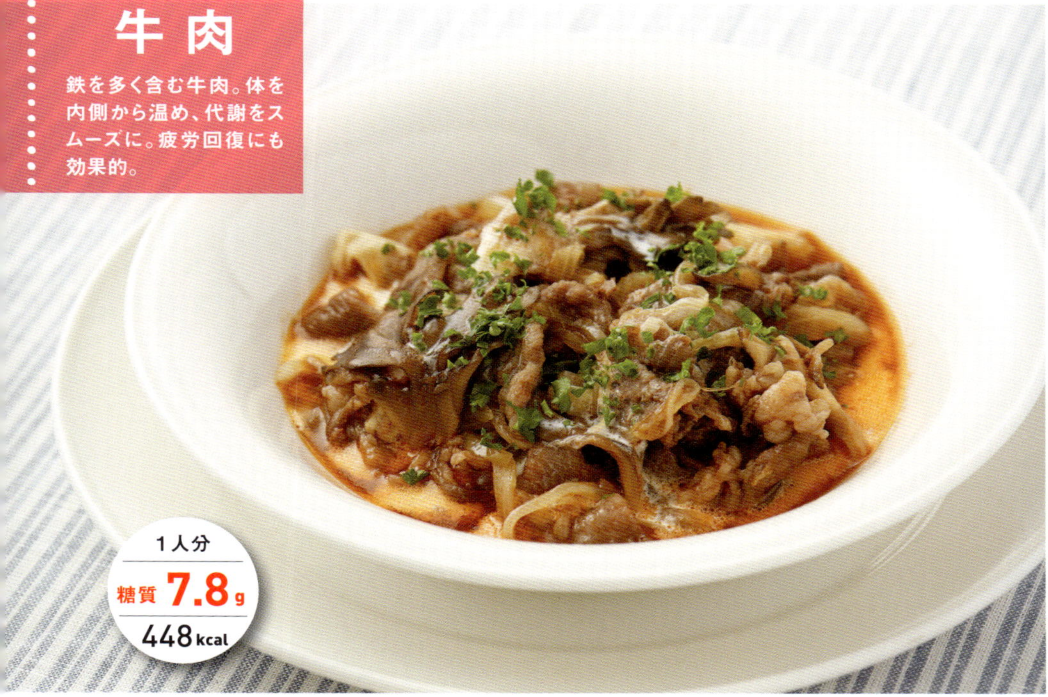

1人分
糖質 **7.8**g
448kcal

牛肉とまいたけのストロガノフ風

冷蔵 3-4 日
冷凍 2-3 週間

材料(4人分)

牛こま切れ肉…350g
まいたけ…1パック
玉ねぎ…½個
にんにく(みじん切り)…1片
バター…大さじ2
A トマトケチャップ…大さじ3
　とんかつソース…大さじ2
塩、こしょう…各少々

作り方

1 まいたけは小房に分ける。玉ねぎは薄切りにする。
2 耐熱容器に玉ねぎ、にんにく、バターを入れて混ぜ、ふんわりとラップをして電子レンジで5分加熱する。
3 一度取り出して、牛肉とまいたけ、Aを加えて混ぜる。塩、こしょうをふり、ふんわりとラップをしてさらに5分加熱する。

糖質オフのポイント

バターや生クリームも糖質オフダイエットならOK。コクのある本格的な味が楽しめる。

食べるときは?

ラップをして電子レンジで温め直し、生クリームをかけ、パセリのみじん切りを散らす。

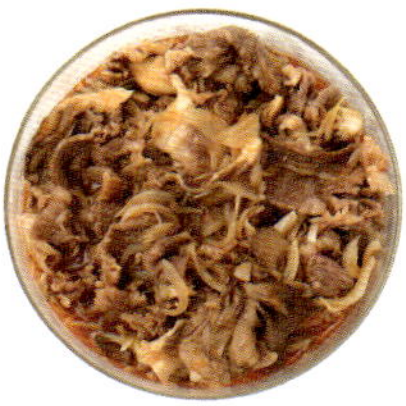

牛肉のサテ

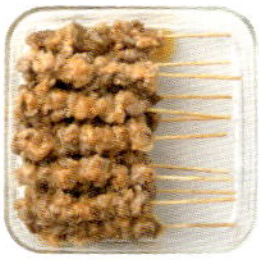

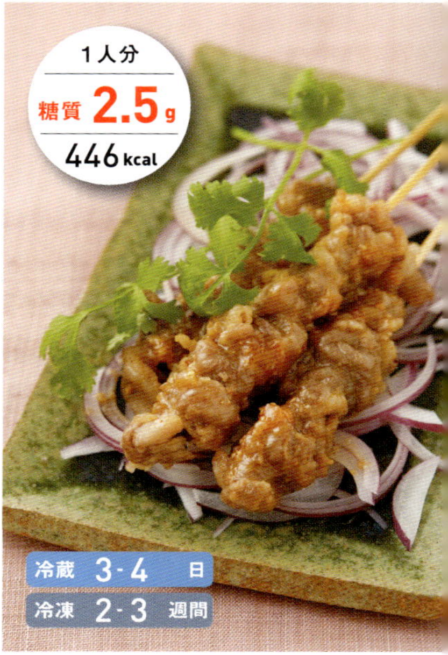
1人分
糖質 2.5g
446kcal
冷蔵 3-4 日
冷凍 2-3 週間

材料（12本・4人分）

牛こま切れ肉…350g

A
- おろしにんにく…1片分
- ピーナッツバター（無糖）…大さじ3
- しょうゆ…大さじ1
- ラー油…小さじ1
- 塩、こしょう…各少々

食べるときは?

ラップをして電子レンジで温め直し、紫玉ねぎの薄切りとともに器に盛り、香菜をのせる。好みで一味唐辛子をふる。

作り方

1. ボウルにAを入れて混ぜ、牛肉を加えてよくもむ。12等分して、縫うようにして竹串を刺す。
2. 耐熱容器に1を並べ、ふんわりとラップをして電子レンジで3分、肉の色が変わるまで加熱する。

糖質オフのポイント 脂質の多いピーナッツバターも使ってOK。エスニック風のひと皿で目先を変えて。

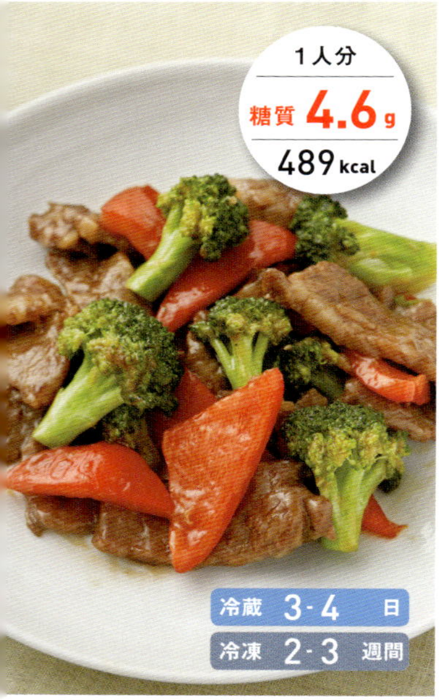
1人分
糖質 4.6g
489kcal
冷蔵 3-4 日
冷凍 2-3 週間

牛肉と野菜のオイスターソース炒め

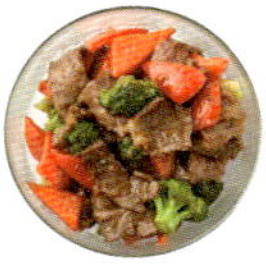

材料（4人分）

牛カルビ焼肉用肉…350g

ブロッコリー…1個（300g）

パプリカ（赤）…1個

A
- おろしにんにく…1片分
- オイスターソース、酒…各大さじ1
- 片栗粉…大さじ½
- しょうゆ、ごま油…各小さじ1
- 塩、こしょう…各少々

糖質オフのポイント ブロッコリーは糖質の少ないおすすめ食材。加熱してもかさが減らないので、食べごたえも出る。

作り方

1. ブロッコリーは小房に分ける。パプリカはひと口大の乱切りにする。
2. 耐熱容器に牛肉とAを入れてよくもむ。1を加えて混ぜる。
3. ふんわりとラップをして電子レンジで5分、肉の色が変わるまで加熱する。

食べるときは?

ラップをして電子レンジで温め直す。

ミートローフ

冷蔵 3-4 日
冷凍 2-3 週間

材料（18cm角1枚・4人分）

合いびき肉…350g
さやいんげん…10本
にんじん…⅓本
玉ねぎ…½個
おから…100g
粉チーズ…大さじ4
卵…1個
塩…小さじ1
こしょう…少々

作り方

1 いんげんは2～3㎜幅の小口切り、にんじん、玉ねぎは粗みじん切りにする。
2 ボウルにすべての材料を入れ、粘りが出るまでよく混ぜる。
3 18.5㎝角の耐熱容器の底にオーブンシートを敷き、2を空気が入らないように入れ、表面を平らにする。ふんわりとラップをして電子レンジで5分加熱し、そのまま3分おく。
4 同様にもう2回くり返し、肉の色が変わるまで計15分加熱する。

糖質オフのポイント

つなぎはパン粉の代わりにおからを使い、糖質をカット。たっぷり野菜でビタミンや食物繊維も補給。

食べるときは？

食べやすい大きさに切り、そのままか、ラップをして電子レンジで温め直す。

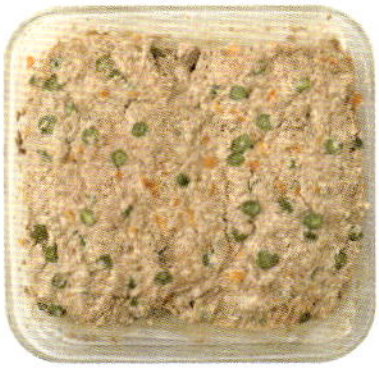

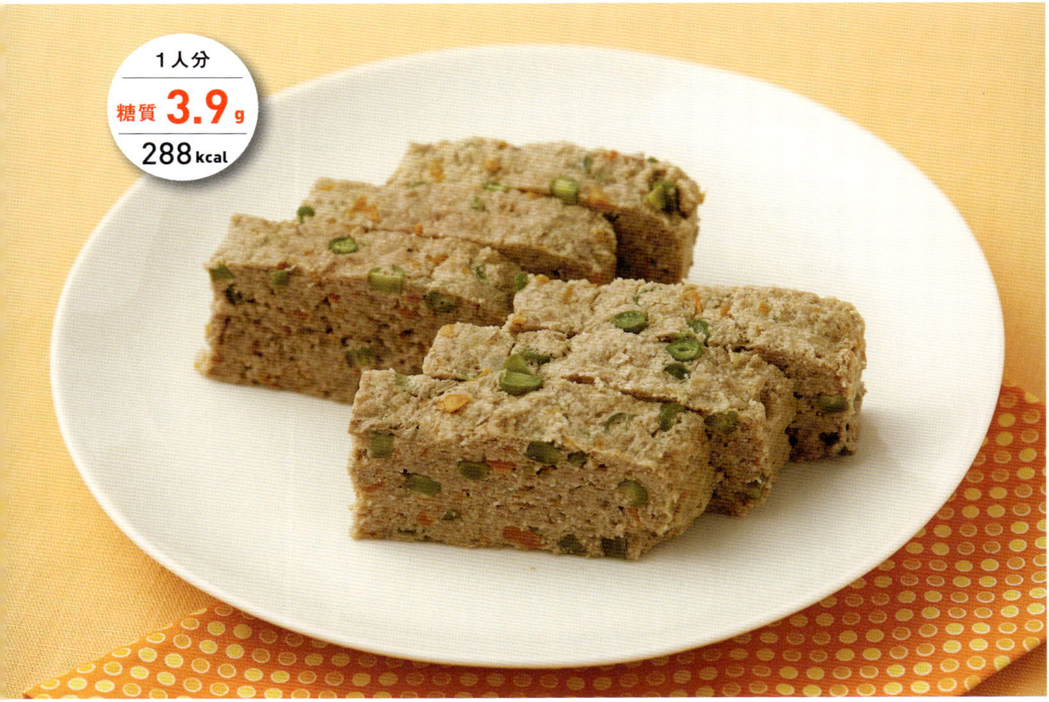

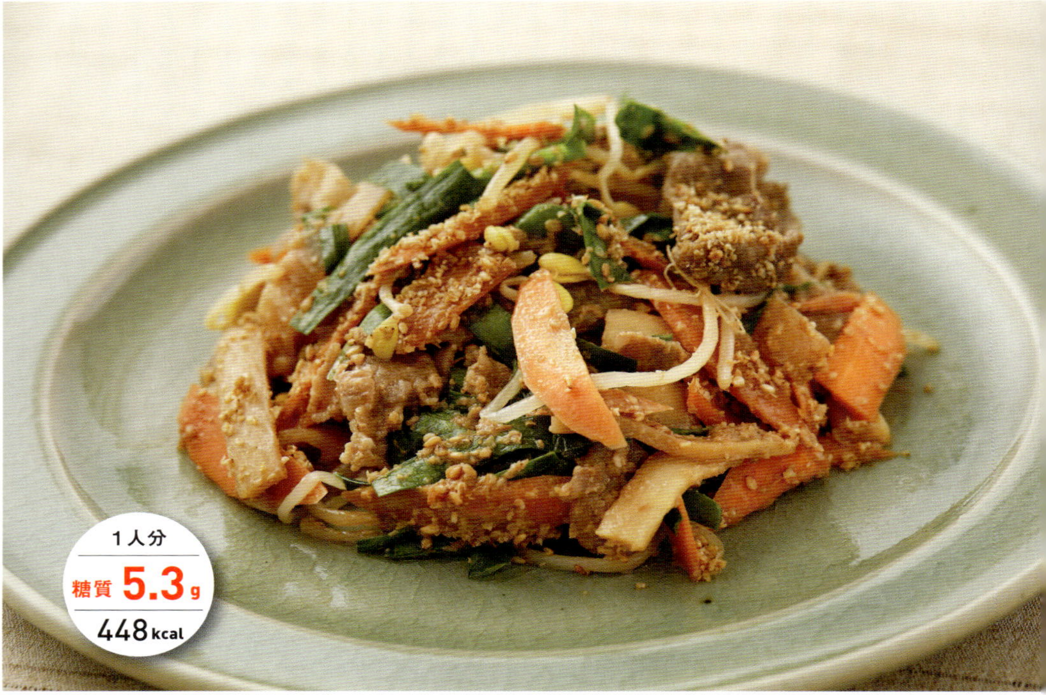

1人分
糖質 **5.3**g
448kcal

プルコギ

冷蔵 3-4 日
冷凍 2-3 週間

材料（4人分）

牛こま切れ肉…300g
大根…5cm（150g）
にんじん…⅓本
にら…½束
大豆もやし…½袋
A おろしにんにく…1片分
　しょうゆ…大さじ1
　みそ、酒…各大さじ2
　豆板醤…大さじ1
　塩、こしょう…各少々
白すりごま…大さじ4
ごま油…大さじ1

作り方

1 大根は1cm幅の短冊切り、にんじんは縦半分に切ってから斜め薄切り、にらは5cm長さに切る。
2 耐熱容器にAを入れて混ぜ、牛肉、大根、にんじんを加えて混ぜる。ふんわりとラップをして電子レンジで5分加熱する。
3 一度取り出してにら、大豆もやしを加えて混ぜ、ふんわりとラップをしてさらに3分加熱する。白すりごま、ごま油を加えて混ぜる。

食べるときは？

ラップをして電子レンジで温め直す。

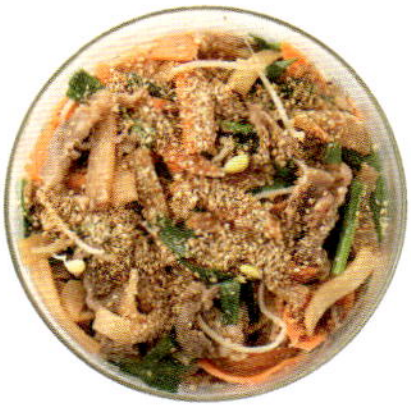

糖質オフのポイント

お手頃な大豆もやしは糖質ゼロ。かみごたえもあり、満腹感が得やすい。辛みを効かせて代謝もアップ。

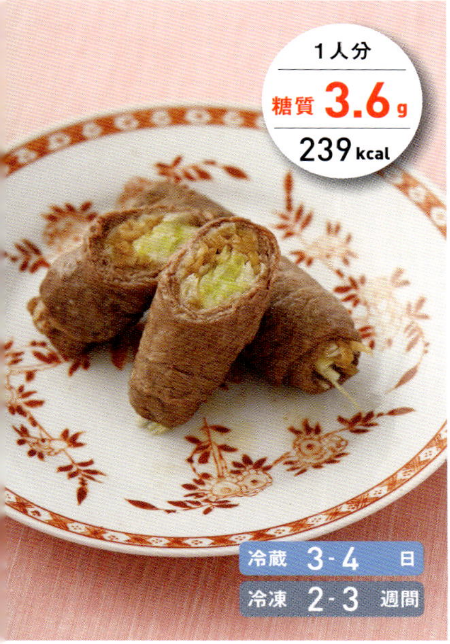
1人分
糖質 3.6g
239kcal
冷蔵 3-4 日
冷凍 2-3 週間

牛肉のザーサイねぎ巻き

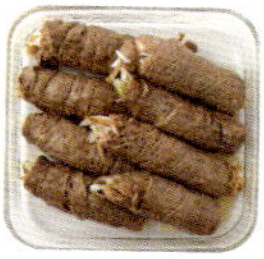

材料（8本・4人分）

牛すき焼き用薄切り肉…8枚（400g）
味つけザーサイ…1びん（100g）
長ねぎ…1本
ごま油…大さじ1
塩、こしょう…各適量

食べるときは？

ラップをして電子レンジで温め直し、食べやすく切る。

糖質オフのポイント 牛肉は代謝を促進する丈夫な筋肉を作るもととなる良質なタンパク質。鉄も豊富で疲労回復にも。

作り方

1 ザーサイはせん切りにする。長ねぎは5cm長さのせん切りにする。
2 牛肉は1枚ずつ広げて塩、こしょう各少々をふり、ザーサイ、長ねぎを等分にのせて巻く。
3 耐熱容器に2の巻き終わりを下にして並べ、全体にごま油を塗り、塩、こしょう各少々をふる。ふんわりとラップをして電子レンジで5分、肉の色が変わるまで加熱する。

牛肉とえのきのしぐれ煮

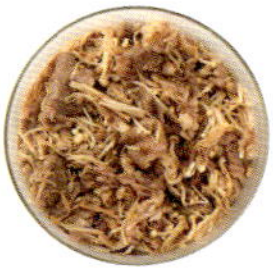

材料（4人分）

牛こま切れ肉…350g
えのきだけ…2袋
しょうが（せん切り）…2かけ
しょうゆ…大さじ3
酒、みりん…各大さじ2

食べるときは？

ラップをして電子レンジで温め直す。

※スーパー糖質オフの場合は、みりん大さじ2を糖質ゼロの酒大さじ2に変更。

作り方

1 えのきは長さを半分に切る。
2 耐熱容器にすべての材料を入れて混ぜる。ふんわりとラップをして電子レンジで5分加熱する。
3 一度取り出して全体を混ぜ、ラップをせずにさらに4分加熱する。

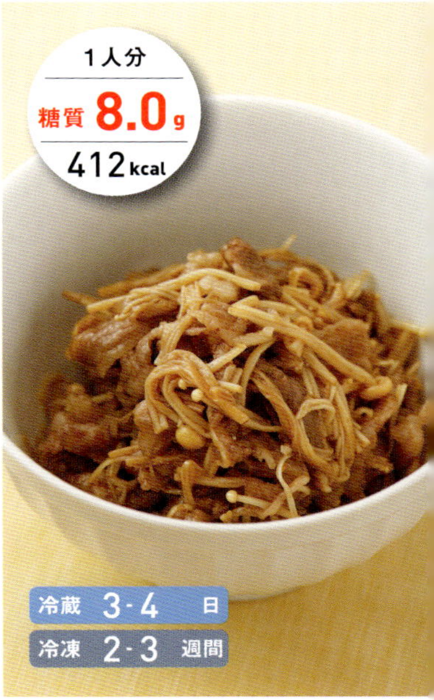
1人分
糖質 8.0g
412kcal
冷蔵 3-4 日
冷凍 2-3 週間

糖質オフのポイント 食物繊維の豊富なえのきが血糖値の急激な上昇を抑制。たっぷりのしょうがで代謝アップ。

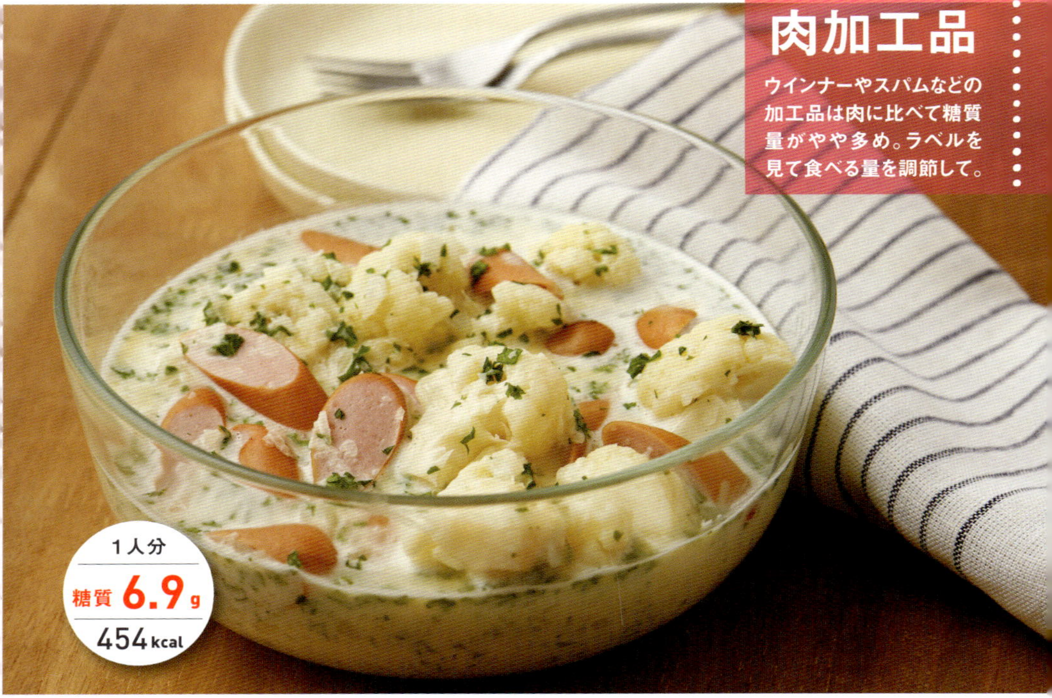

肉加工品

ウインナーやスパムなどの加工品は肉に比べて糖質量がやや多め。ラベルを見て食べる量を調節して。

1人分
糖質 **6.9**g
454kcal

ウインナーとカリフラワーのクリーム煮

冷蔵 3-4 日
冷凍 2-3 週間

材料(4人分)

ウインナー…10本
カリフラワー…1個(300g)
おろし玉ねぎ…½個分
固形スープの素(刻む)…1個
生クリーム…1カップ
ピザ用チーズ…80g
パセリのみじん切り…大さじ4
塩、こしょう…各少々

作り方

1 ウインナーは1㎝幅の斜め切り、カリフラワーは小房に分ける。

2 耐熱容器にカリフラワー、おろし玉ねぎ、スープの素を入れて混ぜる。ふんわりとラップをして、電子レンジで5分、カリフラワーに竹串を刺してみて、すっと通るようになるまで加熱する。

3 一度取り出して、ウインナー、生クリーム、ピザ用チーズ、パセリを加えて混ぜ、塩、こしょうで味を調える。ふんわりとラップをしてさらに3分加熱する。

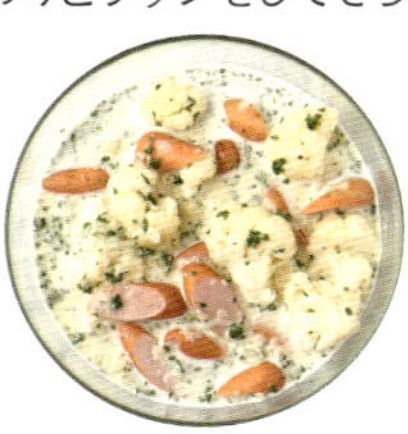

食べるときは?

ラップをして電子レンジで温め直す。

糖質オフのポイント

高カロリーの生クリームも、食べてOK。パセリをたっぷり混ぜ込んで不足しがちなビタミンCを補給。

ランチョミートのカレーチャンプルー

冷蔵 3-4 日
冷凍 不可

材料（4人分）

ランチョンミート（スパム）…1缶（340g）
豆腐（木綿）…1丁（350g）
小松菜…1束（300g）
カレー粉…小さじ2
固形コンソメ（刻む）…1個
バター…大さじ2
塩、こしょう…各少々

作り方

1. スパムは1.5cm角に切る。豆腐はひと口大にちぎる。小松菜は5cm長さのざく切りにする。
2. 耐熱容器にキッチンペーパーを2枚敷いて豆腐をのせ、ラップをせずに電子レンジで2分加熱し、取り出してペーパーを除く。
3. ランチョミート、小松菜、カレー粉、コンソメを加えて混ぜ、ふんわりとラップをして電子レンジで3分加熱する。バターを加え、塩、こしょうで調味する。

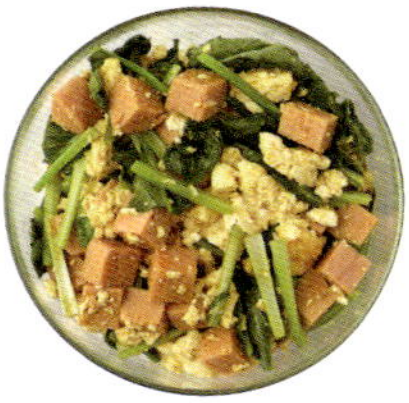

食べるときは？

ラップをして電子レンジで温め直す。

糖質オフのポイント
絹よりも糖質の低い木綿豆腐を使用。しっかり水きりをすると、食べごたえがアップする。

1人分
糖質 4.9g
344kcal

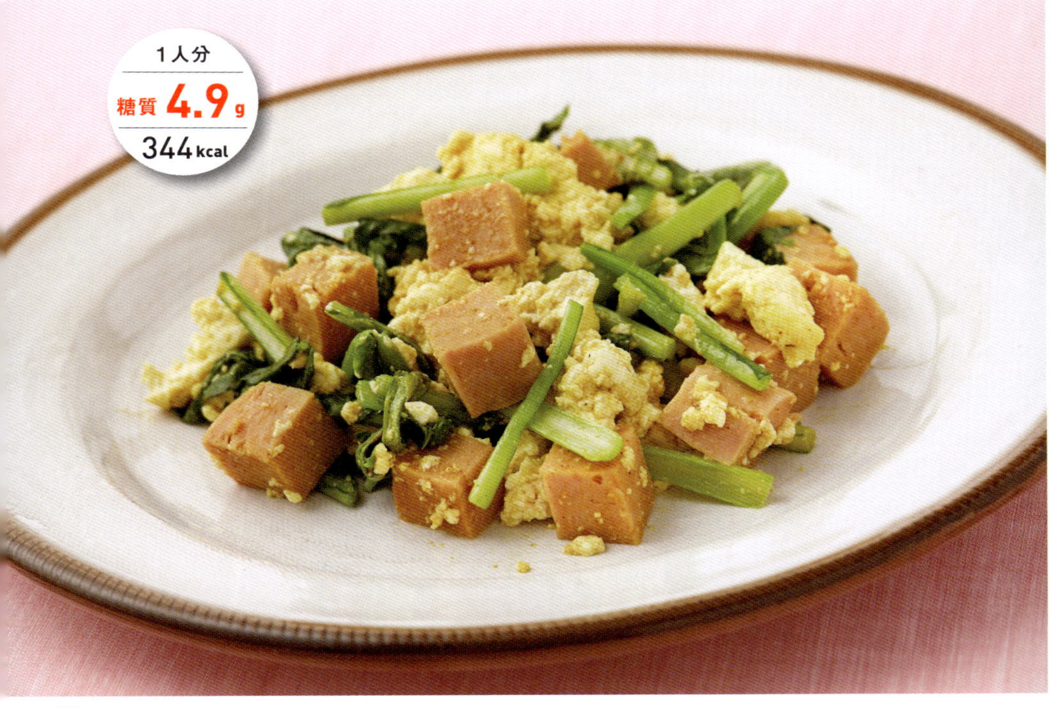

砂糖を使わなくても飽きない！

糖質オフごはんの名ワキ役

糖質オフダイエットに砂糖などの甘みは大敵。でも甘みの少ないシンプルな味つけは
飽きてしまったり、なんとなくもの足りないと感じることも。
とはいえ濃い味つけは、白いごはんが欲しくなる……。
そんなときにおすすめの＋α食材がコチラ。
味や食感のアクセントになって、満足度がぐぐっと上がります。

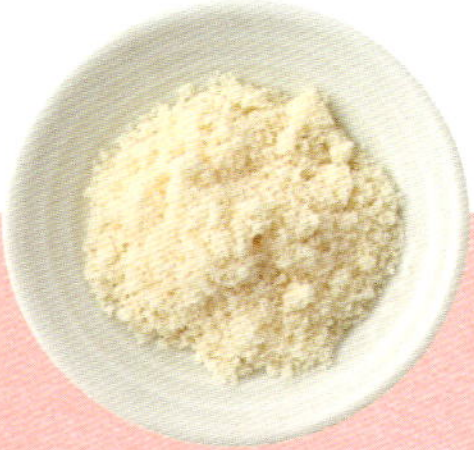

粉チーズ

高脂肪でも、低糖質のおすすめ食材がチーズ。粉チーズをひとふりすれば、ぐっとコクが出て味わい深いひと皿に。肉や魚はもちろん、野菜とも好相性。

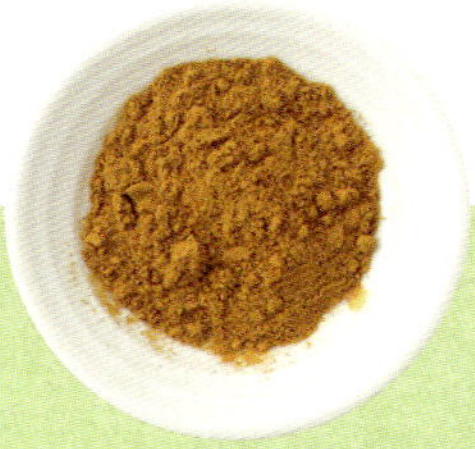

カレー粉

さまざまなスパイスがミックスされたカレー粉は、その風味はもちろん、香りのアクセントにも。塩分をプラスせずに素材の味わいを引き立てて、パンチのある味わいに。

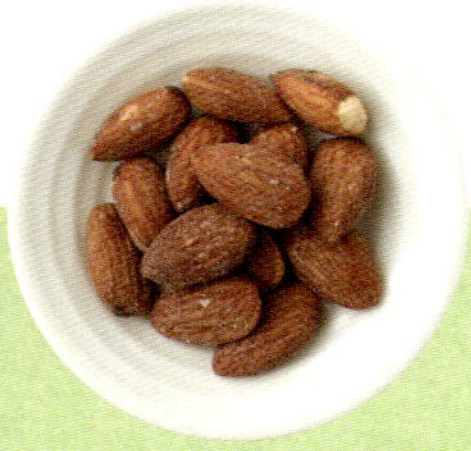

アーモンド

ナッツ類も低糖質の優秀食材。脂質は多いのですが、そのぶんコクをプラスすることができます。香ばしさやカリッとした食感も料理をグレードアップさせます。

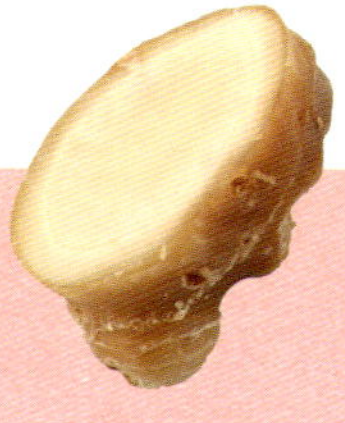

しょうが

きりっとした辛みとすっとした香りのしょうが。肉や魚のクセを抑えて、うまみを引き出します。低糖質なうえ、体を温める効果が高く、代謝をアップする働きもばつぐん。

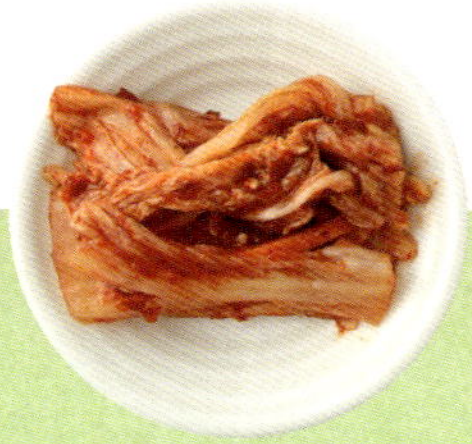

キムチ

辛みとうまみたっぷりのキムチは調味料代わりに使えるうえに食物繊維も豊富。塩分高めで白いごはんが欲しくなるので注意！

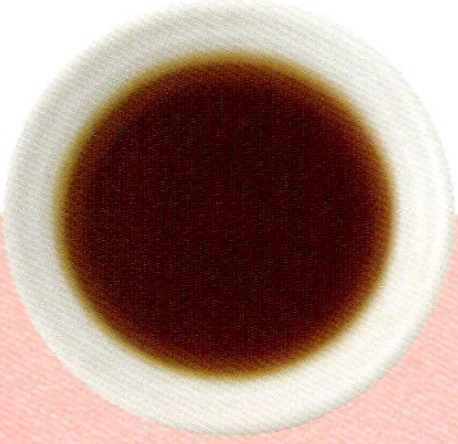

めんつゆ

だしとしょうゆがバランスよく調合されているので、少ない調味料で味が決まります。ただし、選ぶ際は複数の商品のラベルを見比べて糖質量の少ない辛口を選んで。

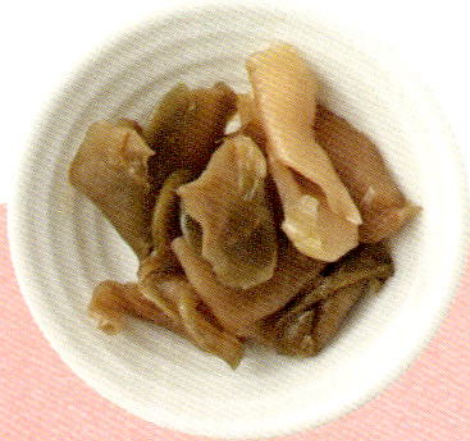

ザーサイ

炒めものやスープに加えるだけで、本格中華の味に。コリコリとした食感もアクセントになります。血糖値の急激な上昇を抑える食物繊維も含まれています。

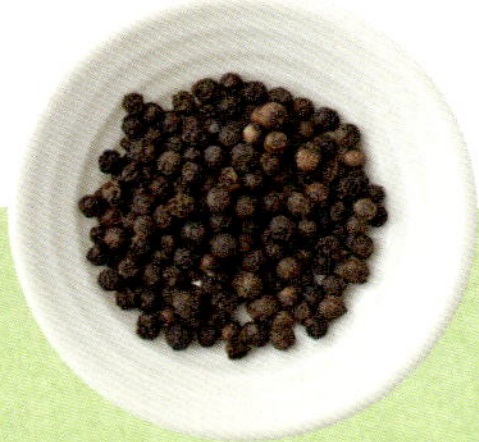

黒こしょう

こしょうを料理にひとふりすれば、キリッとした辛みで味の引き締め役に。肉や魚の下味つけや臭み消しにも重宝で、素材のうまみを引き出してくれます。

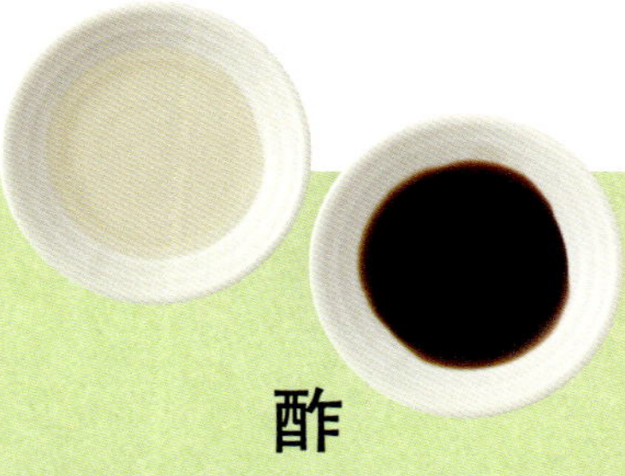

酢

酢は糖質の吸収をゆるやかにするおすすめ調味料。酸味を上手に使えば少ない塩分を補い味わいの満足度が上がります。穀物酢やりんご酢がおすすめ。

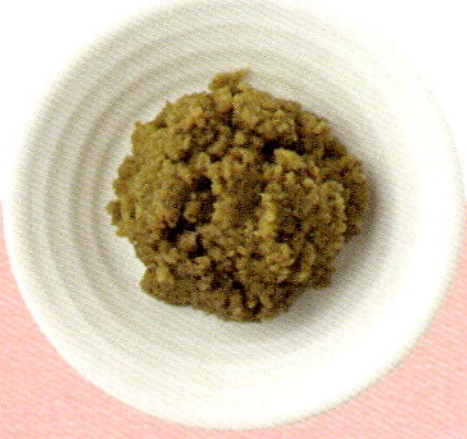

ゆずこしょう

青唐辛子とゆずの皮、塩から作られる調味料。塩味と同時にさわやかな香り、辛みがつくので、少ない塩分でも満足のできる味わいに。唐辛子で代謝もアップ。

大豆＆大豆製品

大豆イソフラボンに血糖値を下げる働きが。食べごたえがあるので、主食代わりにも利用して。

ふわふわごまつくね

1人分
糖質 2.3g
228kcal

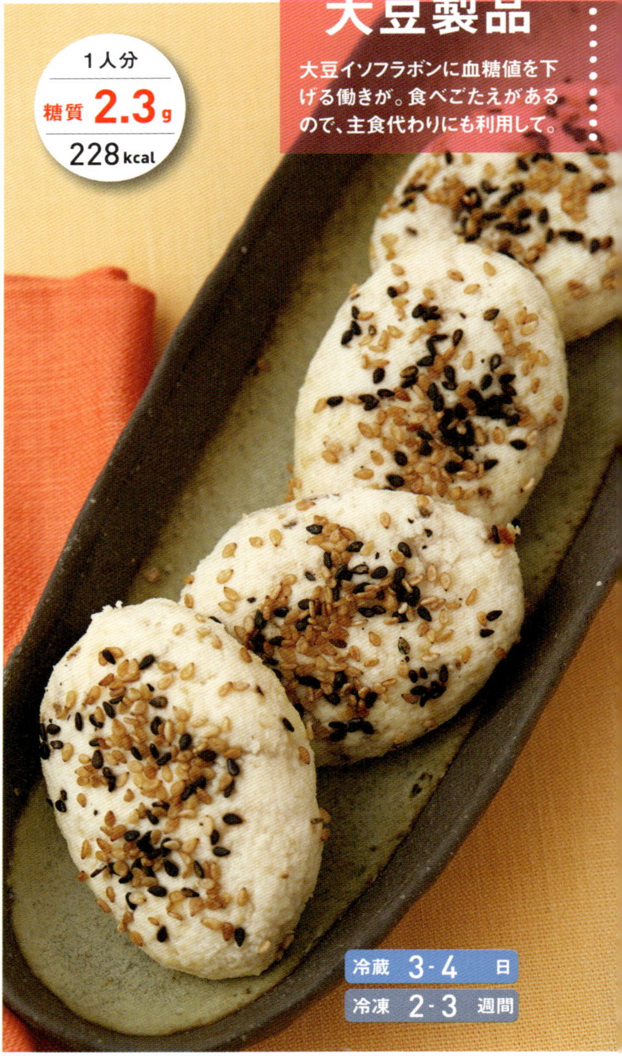

冷蔵 3-4 日
冷凍 2-3 週間

材料(8個・4人分)

鶏ひき肉…200g
豆腐(木綿)…1丁(350g)
おから…100g
A | 溶き卵…½個分
　| しょうが(みじん切り)…1かけ
　| 塩…小さじ1
いりごま(白・黒)…各大さじ2

作り方

1 耐熱容器にキッチンペーパーを2枚敷いてひと口大にちぎった豆腐をのせる。ラップをせずに電子レンジで2分加熱して水きりをし、粗熱をとる。
2 ボウルにひき肉と1、おから、Aを入れ、粘りが出るまでよく混ぜる。8等分にして平たい楕円にまとめ、両面にごまをまぶす。
3 耐熱容器に並べ、ふんわりとラップをして、電子レンジで5分加熱する。

食べるときは?

ラップをして電子レンジで温め直す。

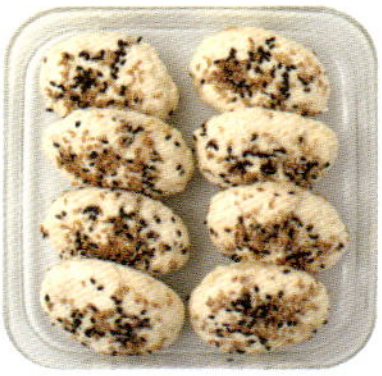

糖質オフのポイント
つなぎにおからを使用して糖質カット。
豆腐との相性もよく、血糖値の急上昇を防ぐ食物繊維も豊富。

厚揚げの小松菜肉みそ詰め

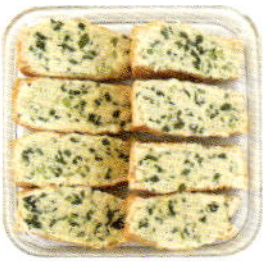

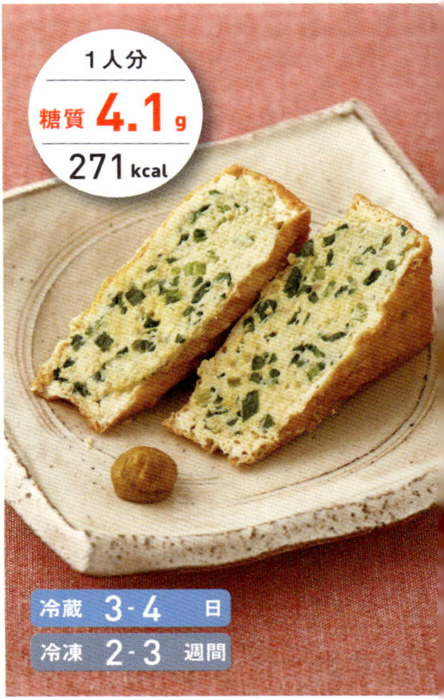
1人分
糖質 4.1 g
271 kcal
冷蔵 3-4 日
冷凍 2-3 週間

材料（8個・4人分）

厚揚げ…小4枚（440g）
豚ひき肉…100g
小松菜（みじん切り）…½束（150g）
A しょうが（みじん切り）…1かけ
　卵…1個
　みそ…大さじ1と½
　しょうゆ…大さじ1
片栗粉…適量

作り方

1 厚揚げは三角形に切る。切り口の内側5㎜程のところに包丁で切りこみを入れ、スプーンで中身をくり抜く。
2 ボウルにひき肉、小松菜、厚揚げの中身、Aを入れ、粘りが出るまで混ぜる。1の厚揚げの内側に片栗粉を薄くふり、等分に詰める。
3 耐熱容器に並べ、ふんわりとラップをして、電子レンジで5分加熱する。

食べるときは？

ラップをして電子レンジで温め直し、練りがらしを添える。

糖質オフのポイント 厚揚げは低糖質でコクがあり、食べごたえ抜群。同じく糖質控えめのみそで調味。

大豆のミネストローネ

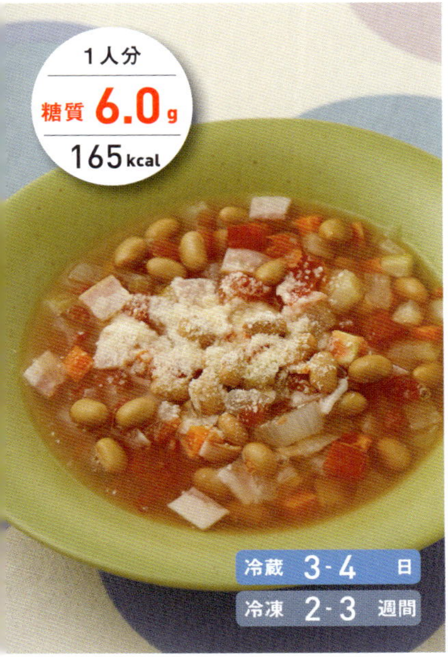
1人分
糖質 6.0 g
165 kcal
冷蔵 3-4 日
冷凍 2-3 週間

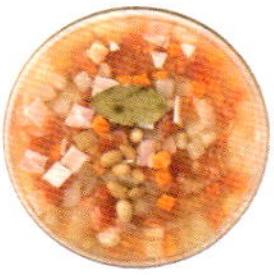

材料（4人分）

ゆで大豆（缶詰）…1缶（120g）
ベーコン…4枚
玉ねぎ…¼個
にんじん…⅓本
セロリ…1本
トマト…2個
にんにく（みじん切り）… 1片
固形コンソメ（刻む）…1個
水…2カップ
ローリエ…1枚
オリーブオイル…大さじ1
塩…小さじ½
こしょう…少々

作り方

1 ベーコン、玉ねぎ、にんじん、セロリ、トマトは1㎝角に切る。
2 耐熱容器にすべての材料を入れて混ぜ、ふんわりとラップをして、電子レンジで5分加熱する。そのまま3分おく。
3 一度取り出して全体を混ぜ、ふんわりとラップをして、さらに5分加熱する。

糖質オフのポイント 大豆は低糖質でタンパク質、食物繊維豊富な優秀食材。たっぷりの野菜と合わせて朝食代わりにも。

食べるときは？

ラップをして電子レンジで温め直し、粉チーズをふる。

豆腐とたらこの洋風うま煮

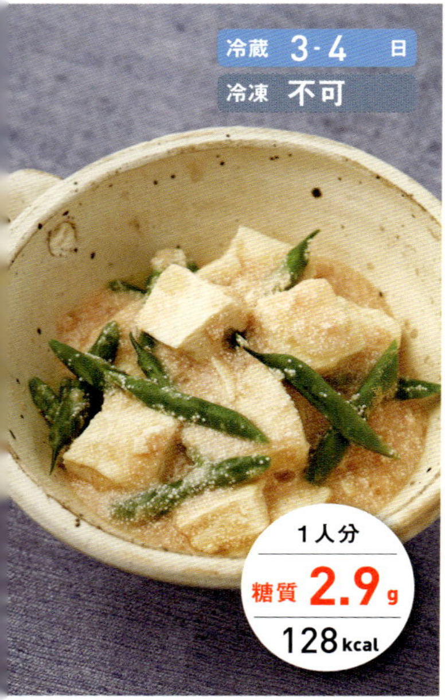
冷蔵 3-4 日
冷凍 不可
1人分
糖質 2.9g
128kcal

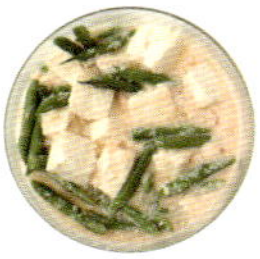

材料（4人分）

豆腐（木綿）…1丁（350g）
たらこ…1腹（80g）
さやいんげん…10本
バター…大さじ1
A｜だし汁…1と½カップ
　｜酒…大さじ1
　｜片栗粉…大さじ½

食べるときは?

ラップをして電子レンジで温め直す。

糖質オフのポイント 腹持ちのいい木綿豆腐は、主食代わりにも。仕上げのバターでコクが出て食べごたえもアップ。

作り方

1 豆腐は2cm角に切る。たらこは皮を除く。いんげんは3等分の斜め切りにする。
2 耐熱容器にAを入れて混ぜ、ふんわりとラップをして、電子レンジで2分加熱する。
3 一度取り出して、泡立て器でよく混ぜてからたらこを加えて混ぜる。豆腐、いんげんを加え、ふんわりとラップをしてさらに5分加熱する。バターを加えて混ぜる。

ミニおでん

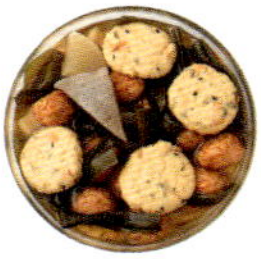

材料（4人分）

がんもどき…8個（400g）
揚げボール…12個（120g）
大根…5cm（150g）
こんにゃく…½枚
結び昆布（乾燥）…8本
A｜水…1と½カップ
　｜めんつゆ（2倍濃縮）…½カップ

食べるときは?

ラップをして電子レンジで温め直す。

糖質オフのポイント 練りものは粉類が多く含まれ糖質が多いものもあるので要注意。こんにゃくをメインにするとさらに糖質量が減る。

作り方

1 大根は1cm幅のいちょう切りにする。こんにゃくは斜め半分に切り、厚みを半分に切る。
2 耐熱容器に大根、昆布、水大さじ1（分量外）を入れて、ふんわりとラップをし、電子レンジで5分加熱する。
3 一度取り出してAを注ぎ、がんもどき、揚げボール、こんにゃくを加え、ふんわりとラップをしてさらに5分加熱する。

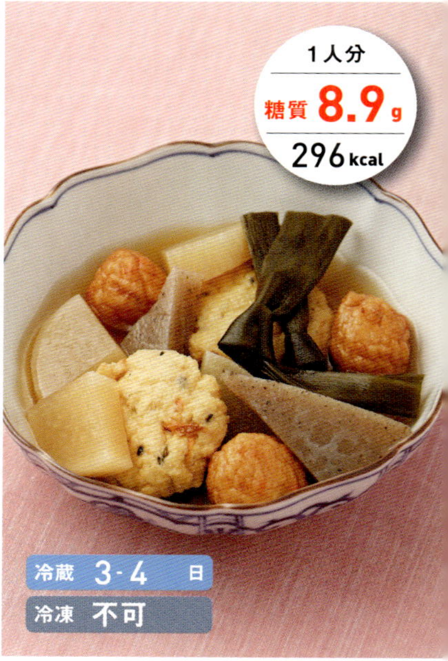
1人分
糖質 8.9g
296kcal
冷蔵 3-4 日
冷凍 不可

厚揚げのベーコン巻き

冷蔵 3-4 日
冷凍 不可

材料（4人分）

厚揚げ…1枚（220g）
ベーコン…8枚
削り節…小4パック（8g）
卵…1個
しょうゆ…大さじ1

食べるときは?

ラップをして電子レンジで温め直し、好みで粗びき黒こしょうや七味唐辛子をふる。

作り方

1 厚揚げは8等分に切る。削り節は手でもんで細かくする。
2 厚揚げに溶きほぐした卵をからめ、ベーコンを1枚ずつ巻く。さらに溶き卵をからめ、削り節をまぶす。
3 耐熱容器に巻き終わりを下にして並べ、全体にしょうゆをかける。ふんわりとラップをして、電子レンジで5分加熱する。

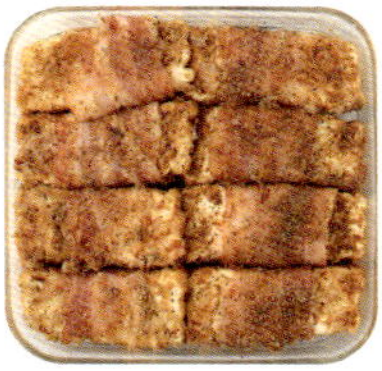

糖質オフのポイント ベーコンの脂身で食べごたえがアップ。削り節でさらにうまみをプラス、味もしっかりからんで満足感あり。

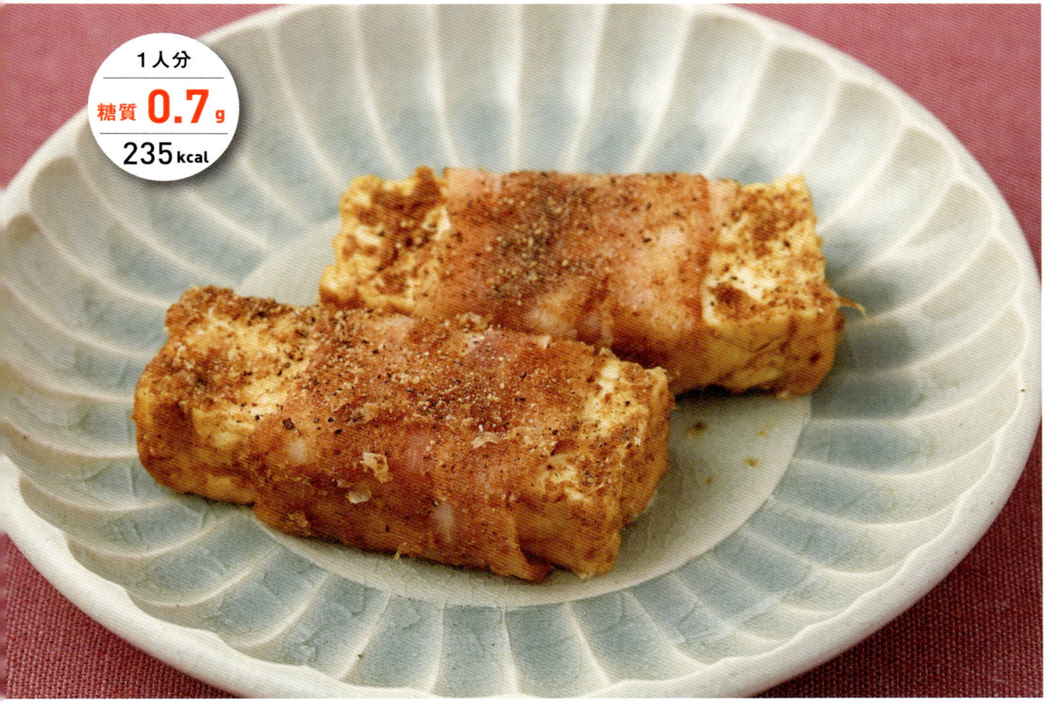

1人分
糖質 0.7g
235kcal

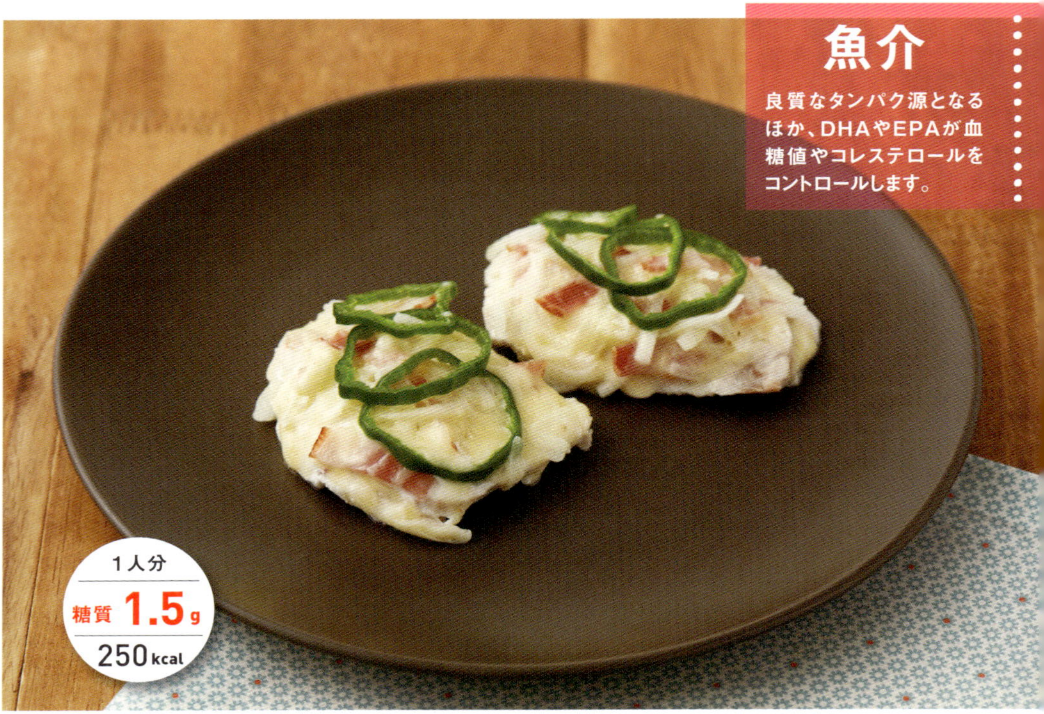

魚介

良質なタンパク源となるほか、DHAやEPAが血糖値やコレステロールをコントロールします。

1人分
糖質 **1.5g**
250kcal

かじきのピザ風

冷蔵 3-4 日
冷凍 2-3 週間

材料（4人分）

かじき…小4切れ（320g）
ベーコン…3枚
玉ねぎ…¼個
ピザ用チーズ…1カップ（80g）
ピーマン…1個
塩、こしょう…各適量

食べるときは？

ラップをして電子レンジで温め直す。

作り方

1 かじきは両面に塩、こしょうをふる。ベーコンは5㎜幅、玉ねぎは薄切り、ピーマンは輪切りにする。
2 ボウルに玉ねぎを入れて塩少々をふり、しんなりするまでもむ。ベーコン、ピザ用チーズを加えて混ぜる。かじきに等分にのせ、ピーマンを散らす。
3 耐熱容器に並べ、ふんわりとラップをして電子レンジで5分～5分30秒、かじきの色が変わるまで加熱する。そのまま3分おく。

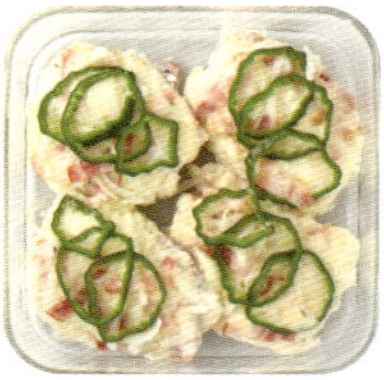

糖質オフのポイント
低糖質のおすすめ食材、チーズをのせて、淡白なかじきもボリューム感がアップ。

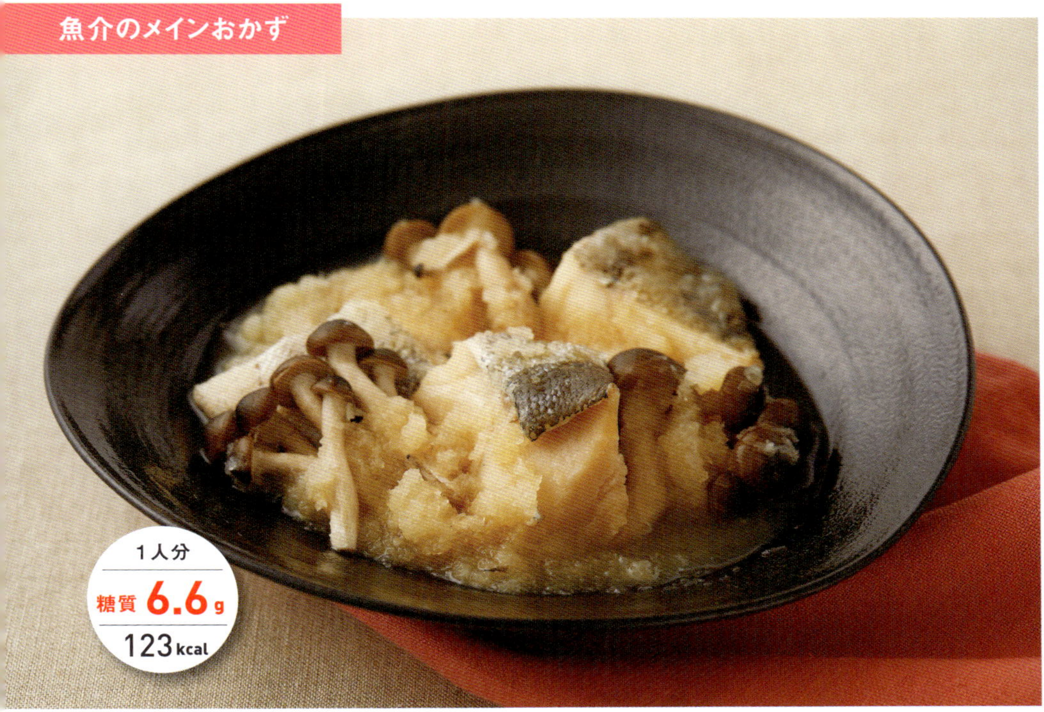

たらのみぞれ煮

冷蔵 3-4 日
冷凍 2-3 週間

材料（4人分）

たら…4切れ（400g）
しめじ…1パック
大根…10cm（300g）
めんつゆ（2倍濃縮）…½カップ
酒…大さじ2

食べるときは?

ラップをして電子レンジで温め直す。

作り方

1 たらは3等分に切る。しめじは小房に分ける。大根はすりおろし、ざるに上げて水けをきる。

2 耐熱容器にすべての材料を入れて混ぜ、ふんわりとラップをして電子レンジで5分～5分30秒、たらの色が変わるまで加熱する。そのまま3分おく。

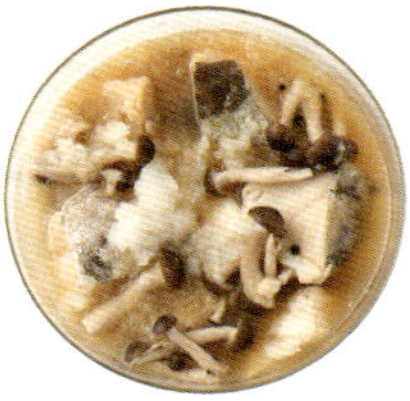

糖質オフのポイント 大根おろしのおかげでしっかり味がからみ、少ない調味料でも満足の味わいに。

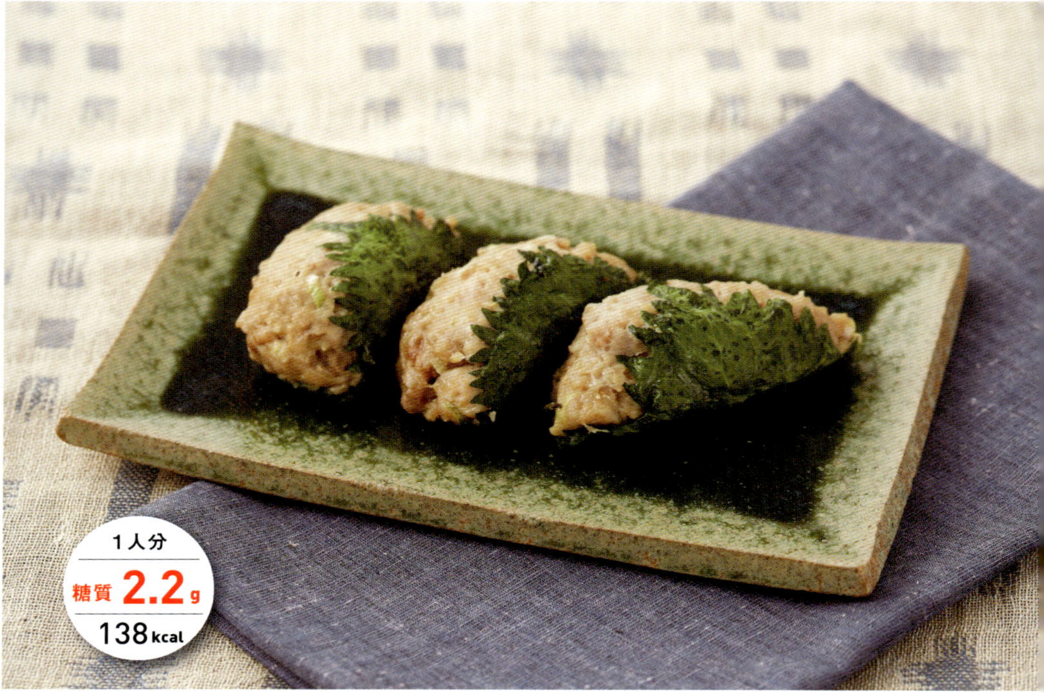

1人分
糖質 **2.2**g
138kcal

ねぎとろの青じそ焼き

冷蔵 3-4 日
冷凍 2-3 週間

材料（12個・4人分）

ねぎとろ用まぐろ…500g

A
- 長ねぎ（みじん切り）…½本
- しょうが（みじん切り）…1かけ
- みそ…大さじ2

青じそ…大12枚

作り方

1 ボウルにまぐろとAを入れて混ぜる。12等分して小判形にまとめ、青じそを巻く。

2 耐熱容器に並べ、ふんわりとラップをして電子レンジで5分～5分30秒、まぐろの色が変わるまで加熱する。そのまま3分おく。

食べるときは?

ラップをして電子レンジで温め直す。

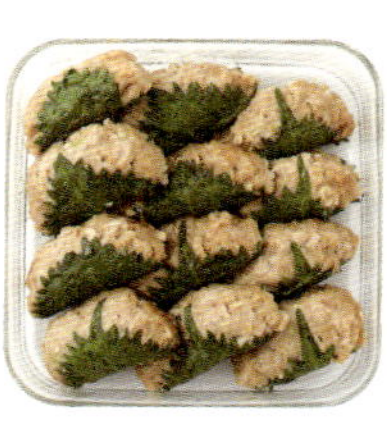

糖質オフのポイント

シンプルな味つけでも、しょうがや青じその香りがアクセントになって深い味わいに。

さけの ちゃんちゃん焼き風

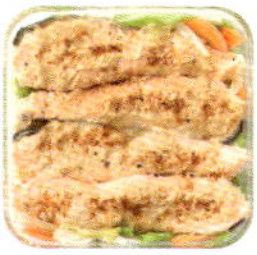

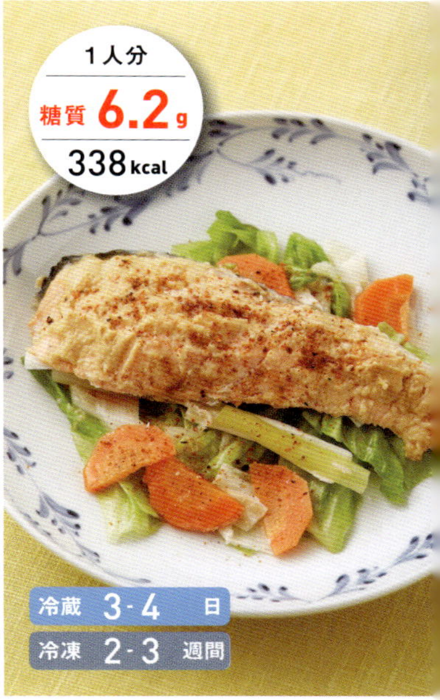
1人分
糖質 6.2g
338kcal
冷蔵 3-4 日
冷凍 2-3 週間

材料（4人分）

生ざけ…4切れ（400g）
キャベツ…4枚
にんじん…½本
長ねぎ…1本
塩、こしょう…各少々
A｜みそ…大さじ3
　｜酒…大さじ1
バター…大さじ2
七味唐辛子…少々

食べるときは？

ラップをして電子レンジで温め直す。

糖質オフのポイント 高カロリーのバターも低糖質だからOK。みそと好相性で、風味と食べごたえをアップ。

作り方

1 さけは塩、こしょうをふる。キャベツは3cm角、にんじんは薄い半月切り、長ねぎは5cm長さに切り、4つ割りにする。
2 耐熱容器に1の野菜を敷き、さけの皮を下にして並べる。Aを塗り、バターをちらす。
3 ふんわりとラップをして電子レンジで5分～5分30秒、さけの色が変わるまで加熱し、そのまま3分おく。七味唐辛子をふる。

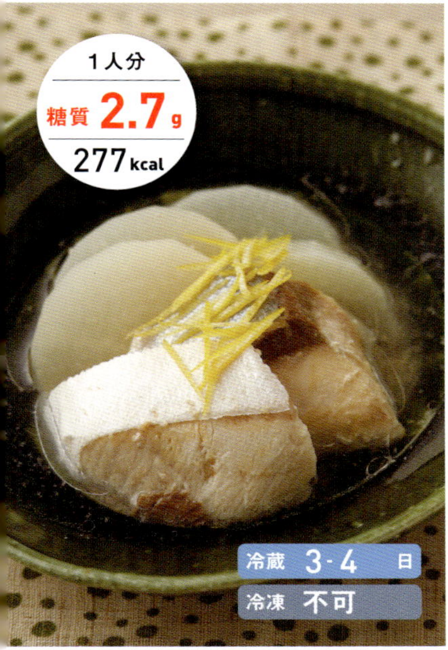
1人分
糖質 2.7g
277kcal
冷蔵 3-4 日
冷凍 不可

塩ぶり大根

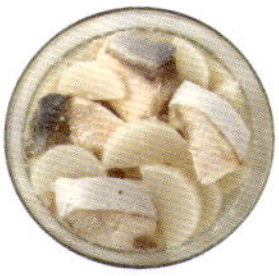

材料（4人分）

ぶり…4切れ（400g）
大根…10cm（300g）
おろししょうが…1かけ分
A｜水…1カップ
　｜酒…大さじ2
　｜塩…小さじ1

食べるときは？

ラップをして電子レンジで温め直し、ゆずの皮のせん切りをのせる。

糖質オフのポイント 糖質ゼロの塩でシンプル調味。しょうががぶりの臭みを消してうまみを引き立て、薄味でも満足の味わい。

作り方

1 ぶりは半分に切る。大根は1cm幅の半月切りにする。
2 耐熱容器に大根を入れ、水大さじ1（分量外）をふり、ふんわりとラップをして電子レンジで5分加熱する。
3 一度取り出して、ぶり、しょうが、Aを加えて混ぜる。ふんわりとラップをしてさらに5分～5分30秒、ぶりの色が変わるまで加熱する。そのまま3分おく。

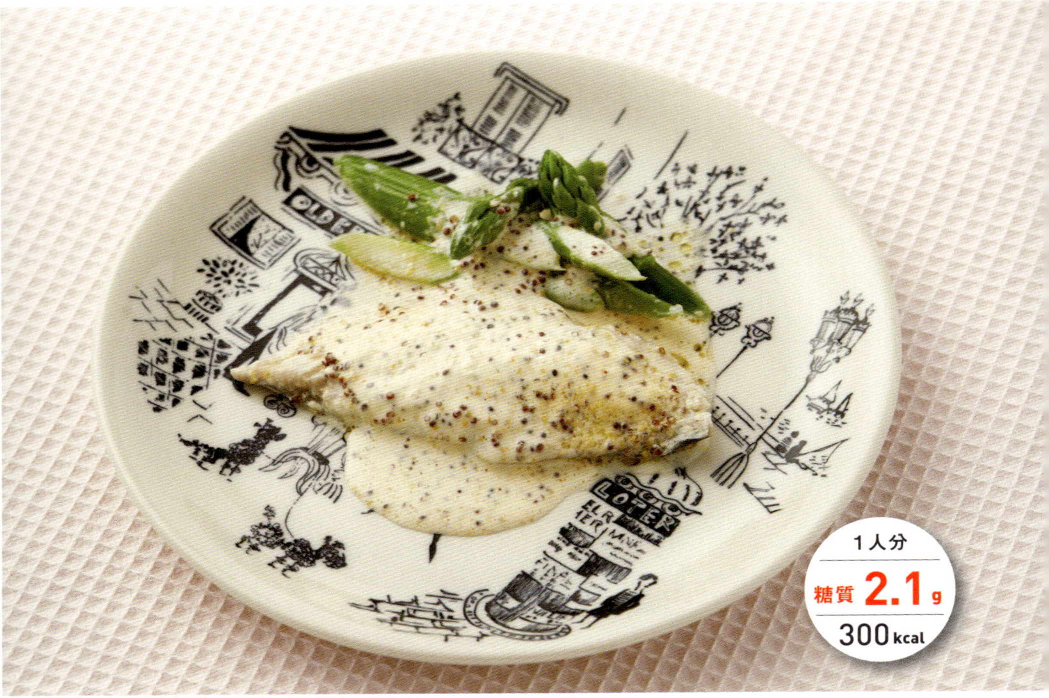

1人分
糖質 2.1g
300kcal

さわらの
マスタードマヨソース

冷蔵 3-4 日
冷凍 2-3 週間

材料（4人分）

さわら…4切れ（400g）
グリーンアスパラ…6本
塩、こしょう…各少々
白ワイン…大さじ2
A | マヨネーズ…大さじ3
  | 粒マスタード…大さじ2

食べるときは？

ラップをしてレンジで温め直す。

作り方

1 さわらは両面に塩、こしょう、白ワインをふる。アスパラは根元のかたい部分を切り落とし、1.5cm幅の斜め切りにする。
2 耐熱容器にさわらの皮を下にして並べ、合わせたAを塗る。あいたところにアスパラをのせる。
3 ふんわりとラップをして電子レンジで4分〜4分30秒、さわらの色が変わるまで加熱する。そのまま2分おく。

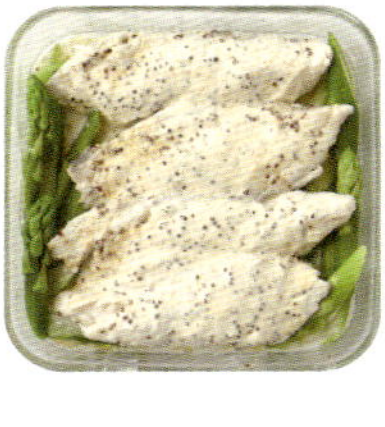

糖質オフのポイント **ダイエットの大敵と言われるマヨネーズも、糖質は少なめ。粒マスタードが味の引き締め役に。**

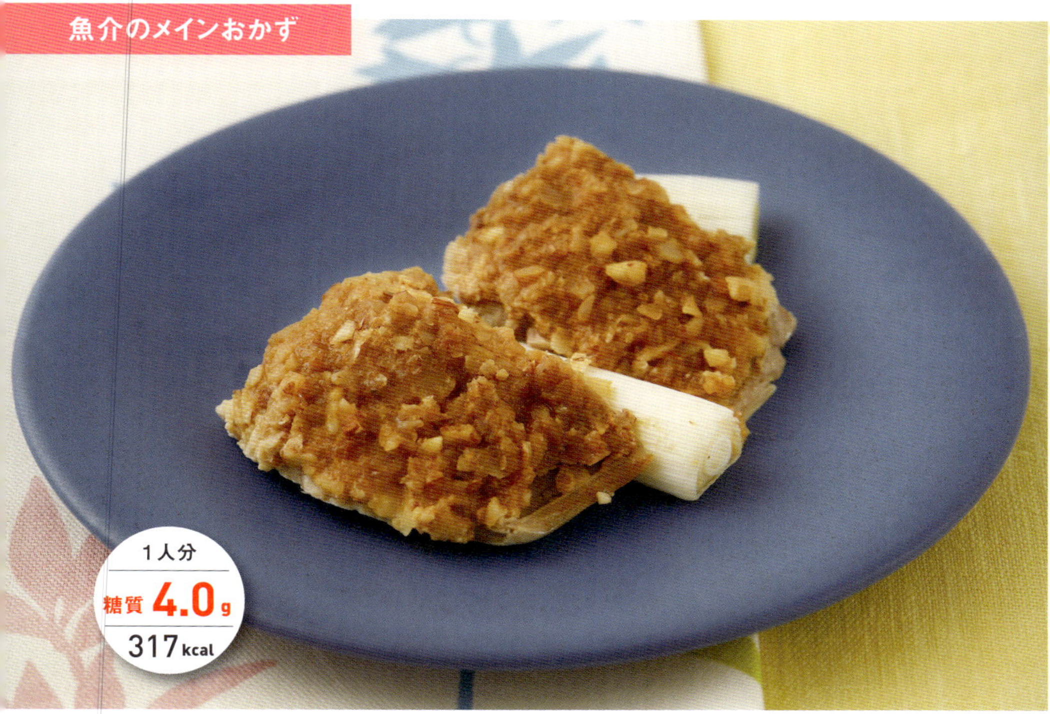

1人分
糖質 4.0g
317kcal

さばの
アーモンドみそ焼き

冷蔵 3-4 日
冷凍 2-3 週間

材料（4人分）

さば…4切れ（400g）
長ねぎ…1本
卵黄…1個分
A | アーモンドダイス…50g
　| みそ…大さじ2
塩…少々

食べるときは?

ラップをして電子レンジで温め直す。

作り方

1 さばは半分に切って両面に塩をふる。長ねぎは5cm長さに切る。
2 耐熱容器にさばの皮を下にして並べ、卵黄を塗り、合わせたAを等分に塗る。あいたところに長ねぎをのせる。
3 ふんわりとラップをして電子レンジで4分～4分30秒、さばの色が変わるまで加熱する。そのまま2分おく。

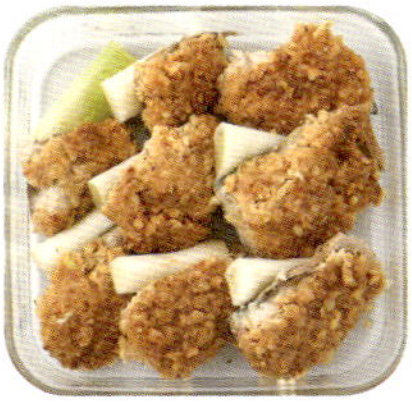

糖質オフのポイント 香ばしいアーモンドが食感のアクセントになり、飽きのこない味わいに。

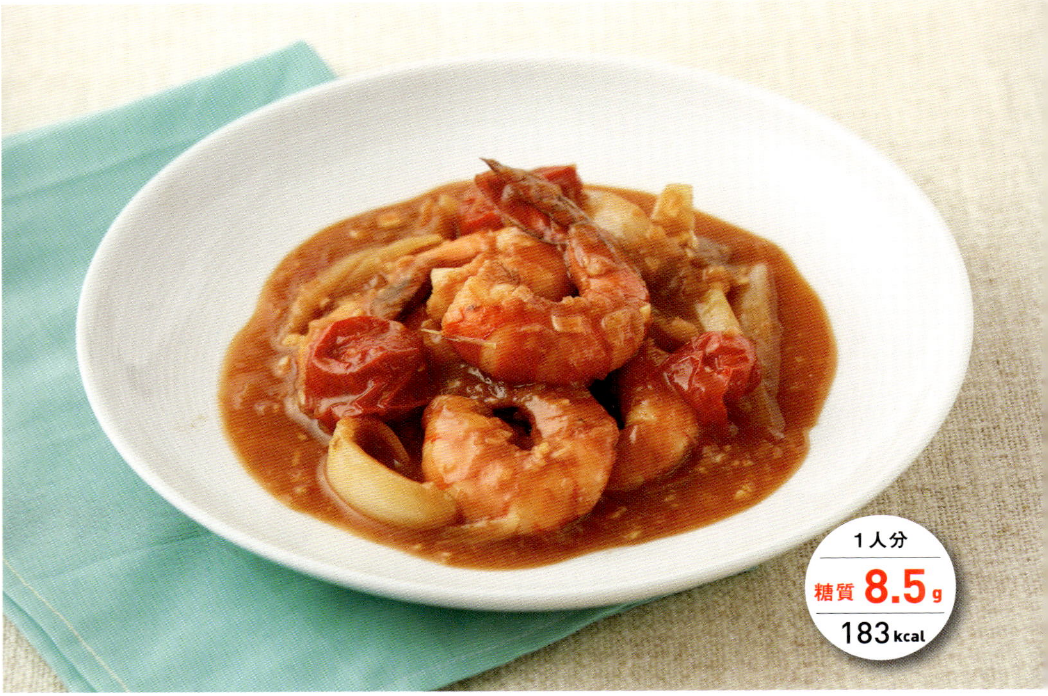

1人分
糖質 **8.5**g
183kcal

えびチリ

冷蔵 3-4 日
冷凍 2-3 週間

材料（4人分）

無頭えび（殻つき）…20尾（600g）
玉ねぎ…¼個
プチトマト…12個
A
- おろしにんにく…1片分
- おろししょうが…1かけ分
- 水…½カップ
- トマトケチャップ…大さじ2
- 酒…大さじ2
- 豆板醤…大さじ1
- 片栗粉…小さじ2
- 鶏ガラスープの素…小さじ1
- 塩、こしょう…各少々

ごま油…大さじ1

作り方

1 えびは尾を残して殻をむき、背わたをとる。玉ねぎは1cm幅のくし形切りにする。プチトマトはへたをとる。
2 耐熱容器にAを入れて混ぜ、ふんわりとラップをし、電子レンジで3分加熱する。一度取り出して泡立て器でよく混ぜる。
3 1を加えて混ぜ、ふんわりとラップをして、電子レンジで3分加熱する。そのまま2分おき、ごま油を加えて混ぜる。

食べるときは?

ラップをして電子レンジで温め直す。

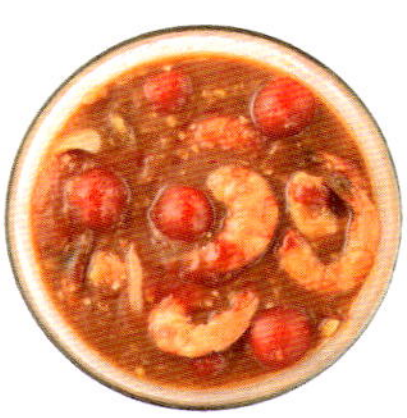

糖質オフのポイント
えびは糖質が少なく安心の食材。豆板醤やにんにく、しょうがを効かせて代謝もアップ。

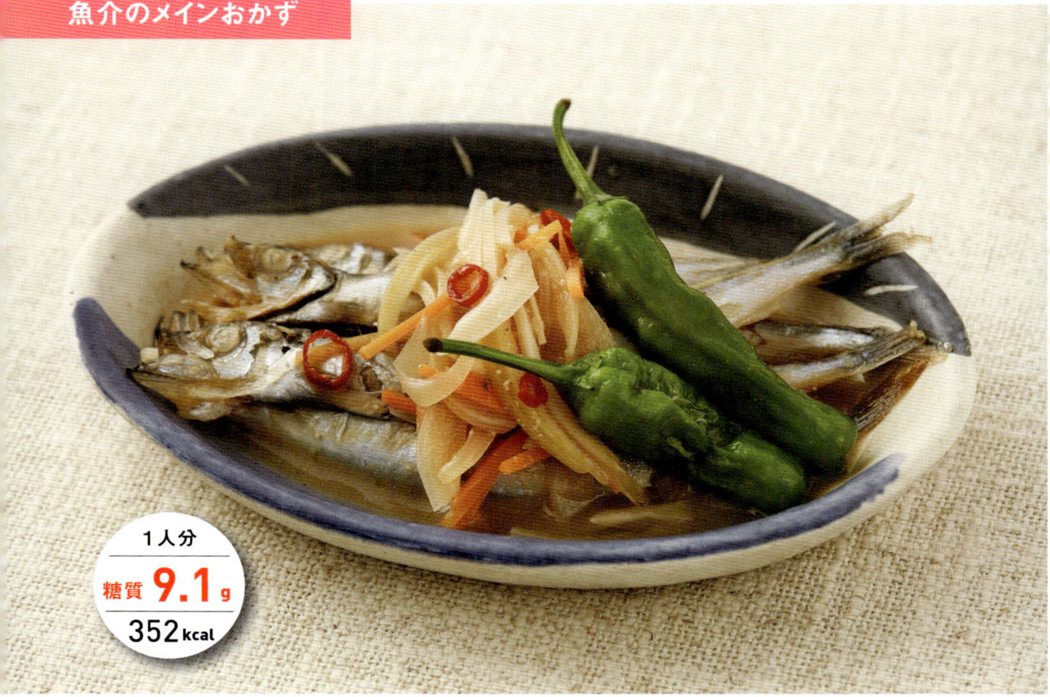

1人分
糖質 **9.1** g
352 kcal

ししゃもの南蛮漬け

冷蔵 3-4 日
冷凍 2-3 週間

材料（4人分）

ししゃも…20尾（600g）
玉ねぎ…½個
にんじん…¼本
しょうが（せん切り）…1かけ
ししとう…8本
赤唐辛子（小口切り）…1本
ポン酢じょうゆ…大さじ6

食べるときは？

そのまま器に盛る。

作り方

1 玉ねぎは薄切り、にんじんはせん切りにする。ししとうは竹串でところどころ穴をあける。
2 耐熱容器に玉ねぎ、にんじんを広げ、ししゃもを並べる。ししとう、しょうが、赤唐辛子を散らし、ポン酢じょうゆを注ぐ。
3 ふんわりとラップをして電子レンジで5分加熱する。そのまま3分おく。

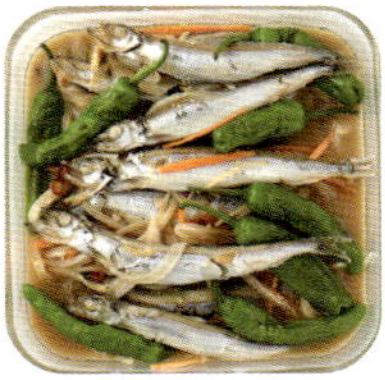

糖質オフのポイント
調理が手軽なししゃもは糖質0の強い味方。たっぷりの野菜と合わせてビタミンも満載のひと皿に。

きんめだいのねぎ蒸し

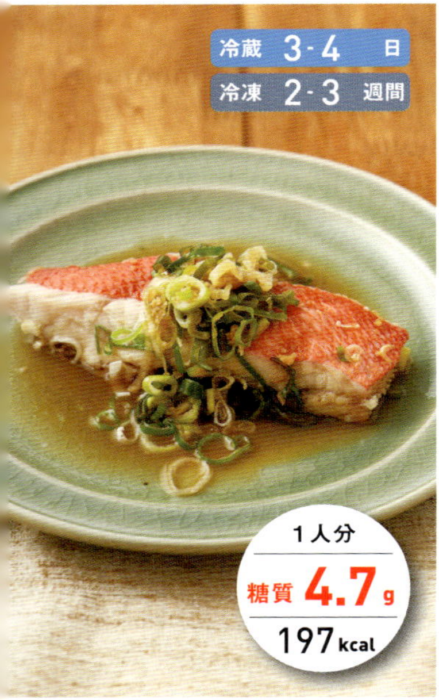
冷蔵 3-4 日
冷凍 2-3 週間
1人分
糖質 4.7g
197kcal

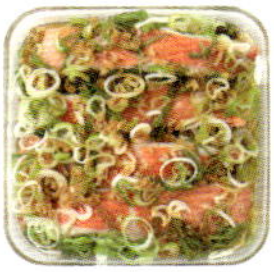

材料（4人分）

きんめだい…4切れ（400g）
長ねぎ…2本
A | おろししょうが…1かけ分
　| おろしにんにく…1片分
　| 酒…大さじ3
　| しょうゆ…大さじ2と½

食べるときは？

ラップをして電子レンジで温め直す。

作り方

1 長ねぎは青い部分も含め小口切りにする。
2 耐熱容器にきんめだいを並べ、1をのせ、合わせたAをかける。
3 ふんわりとラップをして電子レンジで5分～5分30秒、きんめだいの色が変わるまで加熱する。そのまま3分おく。

糖質オフのポイント 長ねぎは青い部分も使う。きんめだいの臭みを取るだけでなく、β-カロテンなどの栄養をむだなく摂取。

いわしのキムチ煮

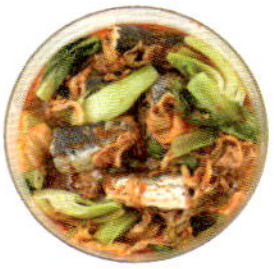

材料（4人分）

いわし…6尾（600g）
キムチ…300g
チンゲン菜…2株
A | しょうゆ、酒…各大さじ1
　| ごま油…大さじ½
　| 塩、こしょう… 各少々

食べるときは？

ラップをして電子レンジで温め直す。

作り方

1 いわしは頭を切り落とし、3等分に切り、内臓をとって水洗いする。チンゲン菜は5cm長さに切り、芯は4～6つ割りにする。
2 耐熱容器にいわし、キムチ、チンゲン菜の芯、Aを入れて混ぜる。チンゲン菜の葉をのせる。
3 ふんわりとラップをして電子レンジで5分～5分30秒、いわしの色が変わるまで加熱する。そのまま3分おく。

糖質オフのポイント 辛みとうまみのキムチを使って、単調になりがちな味つけに変化を。唐辛子で代謝もアップ。

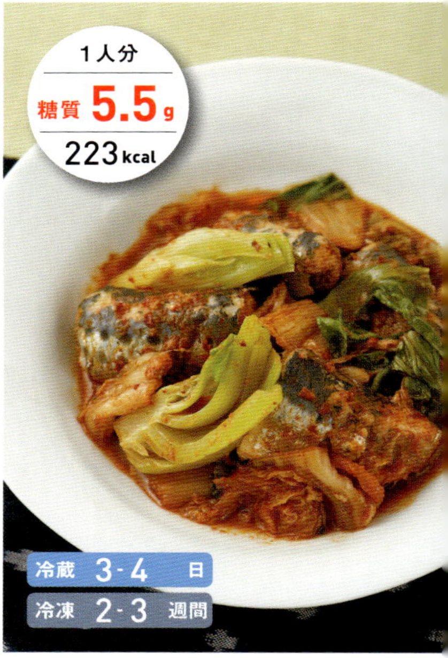
1人分
糖質 5.5g
223kcal
冷蔵 3-4 日
冷凍 2-3 週間

あさりとマッシュルームのエスカルゴ風

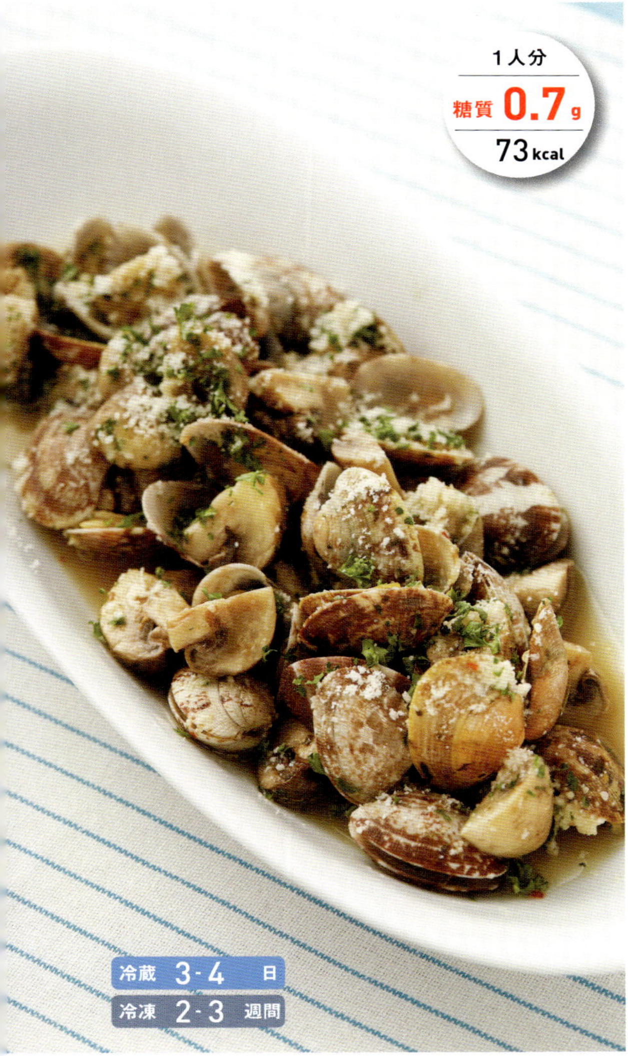
1人分
糖質 0.7g
73kcal
冷蔵 3-4 日
冷凍 2-3 週間

材料（4人分）

あさり（殻つき）…200g
マッシュルーム…大12個（240g）
A 白ワイン…大さじ2
　にんにく（みじん切り）…1片
　アンチョビ（みじん切り）…4切れ
B パセリのみじん切り…大さじ3
　粉チーズ…大さじ2
　オリーブオイル…大さじ1
塩、こしょう…各少々

作り方

1 あさりは砂抜きをし、殻をこすり合わせてよく洗う。マッシュルームは4つ割りにする。
2 耐熱容器に1、Aを入れて混ぜる。ふんわりとラップをして電子レンジで5分～5分30秒、あさりの殻が開くまで加熱する。
3 Bを加えて混ぜ、塩、こしょうで調味する。

食べるときは?

ラップをして電子レンジで温め直す。

糖質オフのポイント

糖質が少なく塩けとうまみのあるアンチョビを調味料に。粉チーズはたっぷりふって風味豊かに。

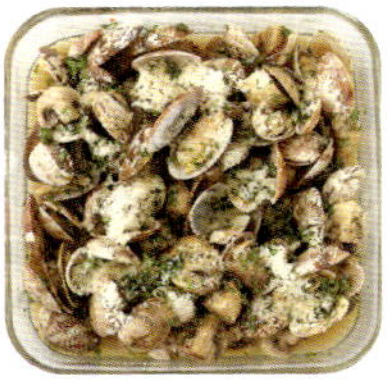

魚缶詰

加熱済みですぐ食べられる缶詰は常備しておくと便利。主菜にもなり、うまみ食材としても重宝。

さば缶のアクアパッツァ

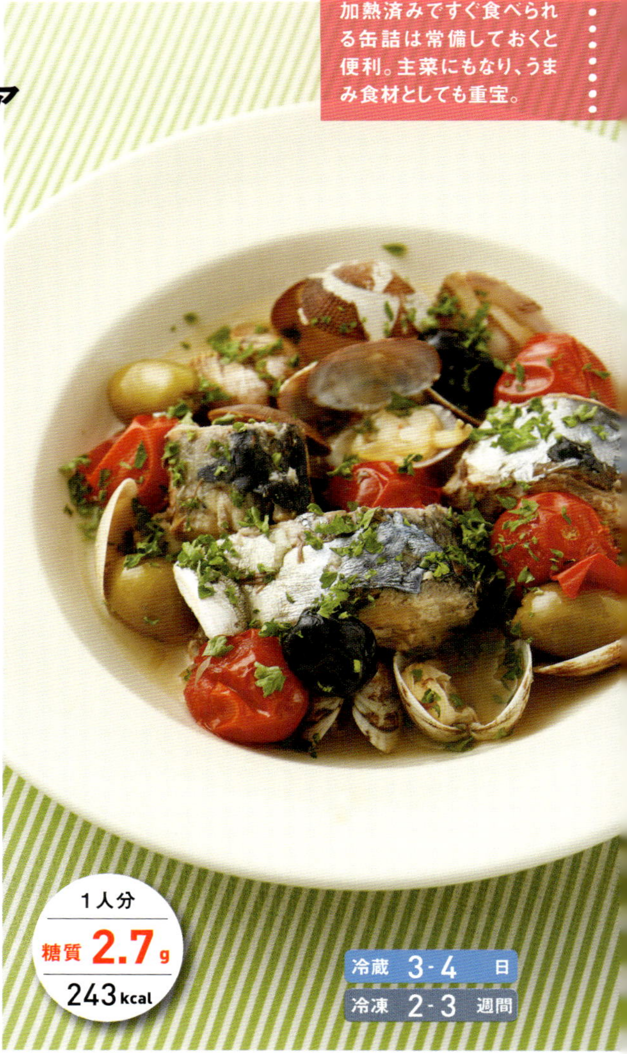

1人分
糖質 2.7g
243kcal

冷蔵 3-4 日
冷凍 2-3 週間

材料（4人分）

さば水煮缶…大2缶（360g）
あさり（殻つき）…200g
プチトマト…8個
オリーブ（緑・黒）…合わせて24個
白ワイン…½カップ
オリーブオイル…大さじ1
塩、こしょう…各少々

作り方

1 さば缶は軽く缶汁をきる。あさりは砂抜きをし、殻をこすり合わせてよく洗う。プチトマトはへたをとる。

2 耐熱容器に1、オリーブ、白ワイン、オリーブオイルを入れてふんわりとラップをして、電子レンジで5分～5分30秒、あさりの殻が開くまで加熱する。塩、こしょうで味を調える。

食べるときは？

ラップをして電子レンジで温め直し、パセリのみじん切りを散らす。

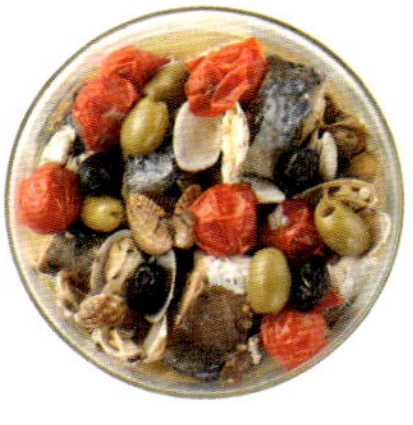

糖質オフのポイント

さば缶は糖質の少ない水煮缶を使用。素材の塩分を考慮し、必ず味見をしてから塩を加えて。

ツナ豆腐

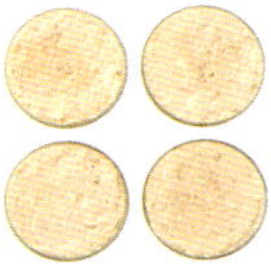

材料（4個・4人分）

ツナ缶…大2缶（350g）
豆腐（木綿）…1丁（350g）
卵…2個
A｜おろししょうが…1かけ分
　｜しょうゆ…大さじ2

食べるときは？

そのままか、ラップをして電子レンジで温め直して器に取り出し、万能ねぎの小口切り、おろししょうがを添える。

糖質オフのポイント 良質なタンパク質豊富な食材の組み合わせ。豆腐は絹より糖質の少ない木綿を使用。

作り方

1. ツナ缶は軽く缶汁をきる。
2. ボウルに豆腐を入れて、泡立て器でなめらかにする。1、A、卵を加えて混ぜる。
3. 容量200mℓの耐熱容器4個に2を等分に入れ、表面を平らにする。ふんわりとラップをして電子レンジで3分加熱し、そのまま2分おく。
4. さらに3分〜3分30秒、指で軽く押してみて弾力がつくまで加熱する。

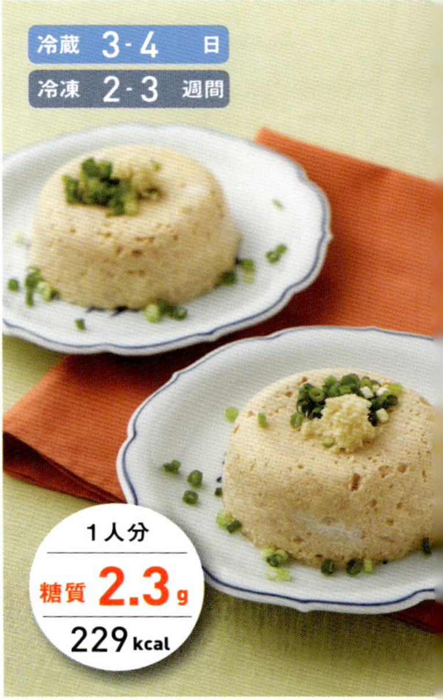

冷蔵 3-4 日
冷凍 2-3 週間

1人分
糖質 2.3g
229kcal

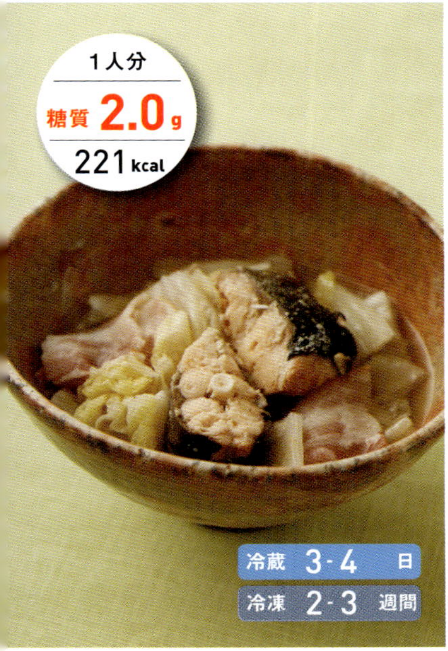

1人分
糖質 2.0g
221kcal

冷蔵 3-4 日
冷凍 2-3 週間

さけ缶、ベーコン、白菜のとろとろ煮

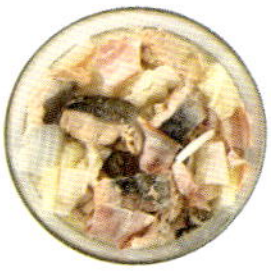

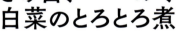

材料（4人分）

さけ缶…大2缶（380g）
ベーコン…4枚
白菜…2枚
固形コンソメ（刻む）…1個
水…1カップ
酒…大さじ1
塩、こしょう…各少々

食べるときは？

ラップをして電子レンジで温め直す。

糖質オフのポイント さけ缶やさば缶に含まれるEPAには、血糖値の急激な上昇を抑えるホルモンの分泌を促す働きがある。

作り方

1. さけ缶は軽く缶汁をきる。ベーコンは3cm幅、白菜は3cm角に切る。
2. 耐熱容器に白菜、水大さじ1（分量外）を入れてふんわりとラップをし、電子レンジで5分加熱する。
3. 一度取り出してそのほかの材料をすべて加えて混ぜ、塩、こしょうで調味する。ふんわりとラップをして、さらに3分〜3分30秒加熱する。

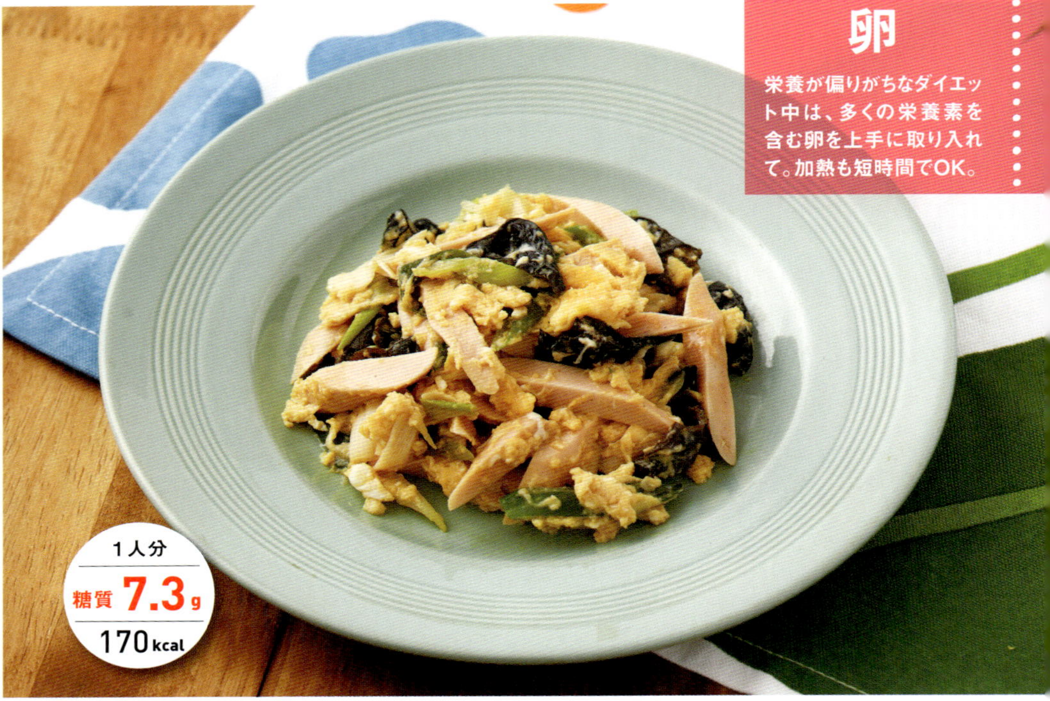

卵

栄養が偏りがちなダイエット中は、多くの栄養素を含む卵を上手に取り入れて。加熱も短時間でOK。

1人分
糖質 **7.3**g
170kcal

魚肉ソーセージと長ねぎの卵炒め

冷蔵 3-4 日
冷凍 2-3 週間

材料（4人分）

卵…4個
魚肉ソーセージ…2本（140g）
長ねぎ…1本
きくらげ（乾燥）…10g
A｜オイスターソース、酒…各大さじ1
　｜しょうゆ…小さじ1
B｜サラダ油…大さじ1
　｜塩、こしょう…各少々

食べるときは？

ラップをして電子レンジで温め直す。

作り方

1 魚肉ソーセージは縦半分に切ってから5㎜幅の斜め切り、長ねぎは青い部分も含めて縦半分に切ってから斜め薄切りにする。きくらげは水でもどし、大きいものは半分に切る。Aは合わせておく。卵は溶きほぐし、Bを加えて混ぜる。

2 耐熱容器に卵以外の1を入れ、ふんわりとラップをして、電子レンジで2分加熱する。

3 一度取り出して、卵を加えて混ぜ、ふんわりとラップをしてさらに2分～2分30秒加熱する。取り出して卵をほぐすように混ぜ、ラップで落としぶたをして、そのまま2分おく。

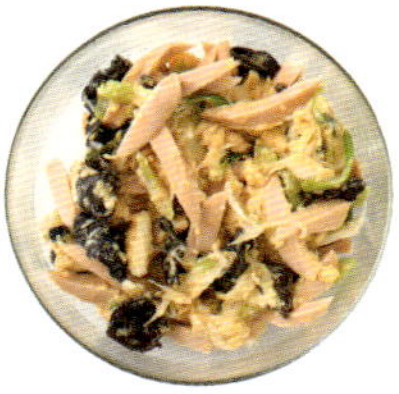

糖質オフのポイント　きくらげの食感がアクセントに。魚肉ソーセージは、表示を見て糖質の少ないものをチョイスして。

おかず茶碗蒸し

冷蔵 3-4 日
冷凍 不可

材料（4個・4人分）

卵…6個
豚ひき肉…200g
かに風味かまぼこ…6本
しいたけ…6枚
A
水…¼カップ
しょうゆ…大さじ1
ごま油…大さじ½
鶏ガラスープの素…小さじ1
塩、こしょう…各少々

作り方

1 かにかまは2cm幅、しいたけは薄切りにする。
2 ボウルに卵を入れて泡立て器で溶きほぐし、ひき肉、Aを加えてよく混ぜる。
3 容量350mℓの耐熱容器4個に2、1を等分に入れる。ふんわりとラップをして、電子レンジで4分加熱し、そのまま3分おく。
4 さらに4分～4分30秒、竹串を刺してみて透き通った汁が出るようになるまで加熱する。

食べるときは?

ラップをして電子レンジで温め直す。

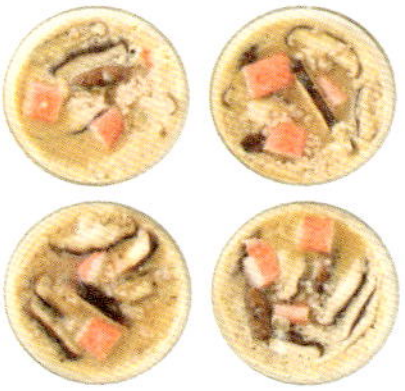

糖質オフのポイント
ひき肉を加えたボリューム茶碗蒸し。
卵液にごま油を加えてコクと香りをアップ。

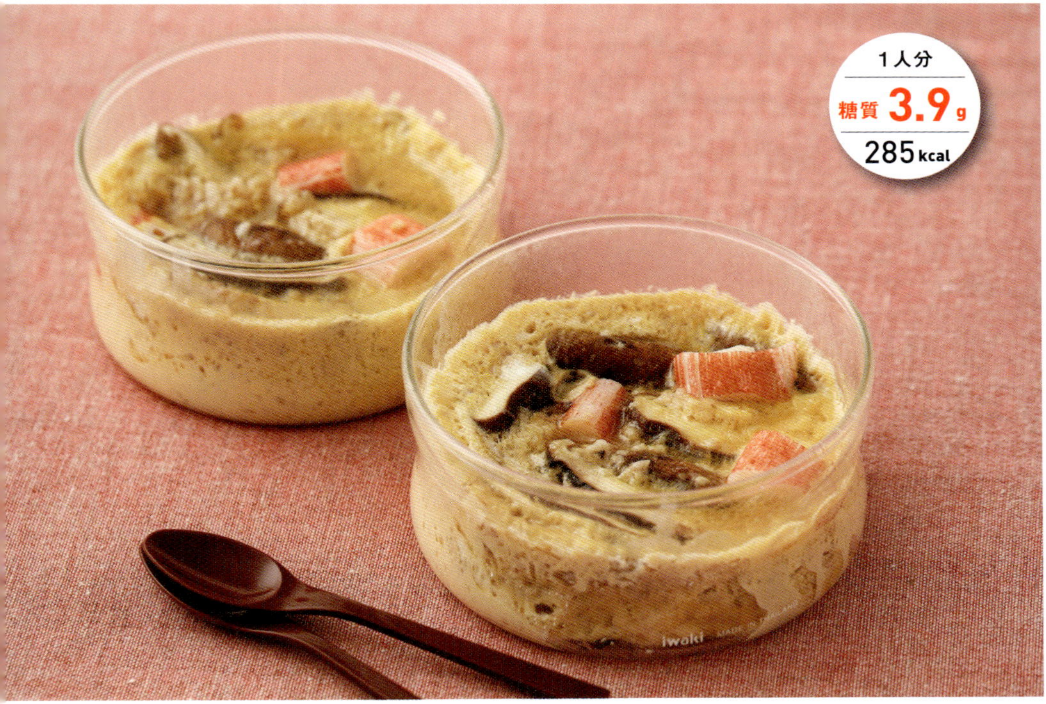

えびの天とじ

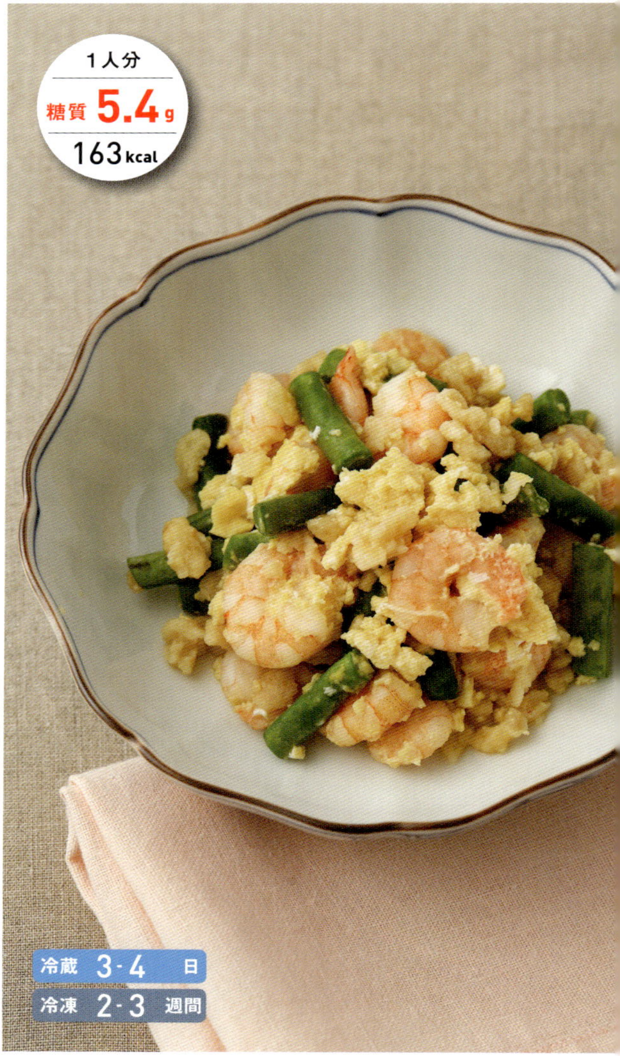

1人分
糖質 5.4g
163kcal
冷蔵 3-4 日
冷凍 2-3 週間

材料（8本・4人分）

卵…3個
むきえび…200g
さやいんげん…10本
揚げ玉…½カップ
A｜めんつゆ（2倍濃縮）、水
 ｜…各大さじ2

作り方

1 いんげんは3cm長さに切る。
2 耐熱容器に卵を溶きほぐし、むきえび、いんげん、Aを加えて混ぜる。
3 ふんわりとラップをして、電子レンジで3分～3分30秒、えびの色が変わるまで加熱する。取り出して卵をほぐすように混ぜ、揚げ玉を加えて混ぜる。

食べるときは?

ラップをして電子レンジで温め直す。

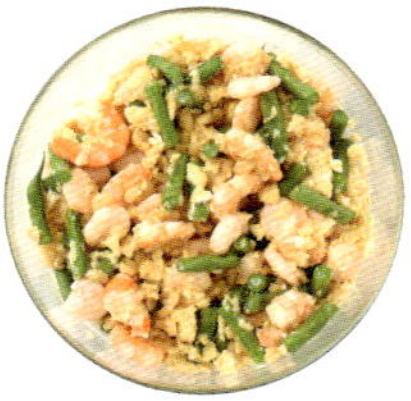

糖質オフのポイント

スーパー糖質オフの場合は「揚げ玉」を「油揚げ」に代えてください。

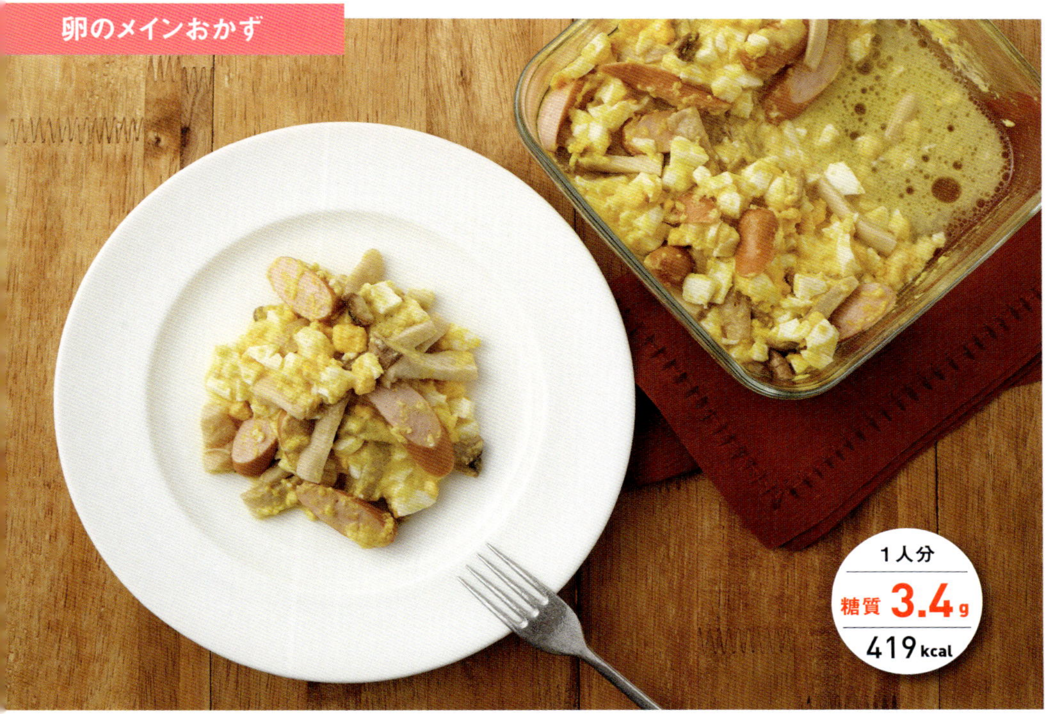

ウインナーとエリンギのタルタルグラタン

冷蔵 3-4 日
冷凍 不可

材料（4人分）

ゆで卵…4個
ウインナー…8本（160g）
エリンギ…4本
A | マヨネーズ…大さじ4
　| ピザ用チーズ…60g
バター…大さじ1
塩、こしょう…各少々

作り方

1 ウインナーは1㎝幅の斜め切り、エリンギは縦横半分に切ってから縦5㎜幅に切る。ゆで卵は粗く刻む。
2 耐熱容器にウインナー、エリンギを入れてふんわりとラップをして、電子レンジで3分加熱する。
3 一度取り出して、ゆで卵、Aを加えて混ぜる。ところどころにちぎったバターをのせ、塩、こしょうで調味する。ふんわりとラップをして、さらに3分加熱する。

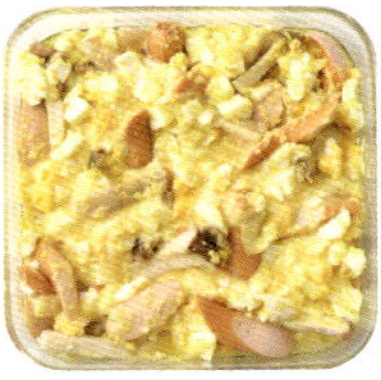

食べるときは？

ラップをして電子レンジで温め直す。

糖質オフのポイント　良質なタンパク質と食物繊維が同時にとれるひと皿。バターのおかげでこっくりとした本格味に。

作りおきがなくなったら…

電子レンジ3分で1品追加！

作りおきのおかずが足りなくなったり、なにか汁ものがほしい……というときに身近な食材を利用してできるプチレシピを知っておくと便利。どれも材料を切って電子レンジで加熱するだけだから、3分あれば完成！もちろんどれも低糖質で、たんぱく質や食物繊維もしっかり補給できます。

チーズフォンデュ

材料（作りやすい分量・2人分）

カマンベールチーズ…小1個（120g）
パプリカ（赤・黄）…各¼個
セロリ…10cm
きゅうり…½本

作り方

1 チーズは上面の周囲1cmくらいを残してぐるりと包丁で切れ目を入れ、皮を薄くはぎ取る。耐熱容器にのせ、ラップをせずに電子レンジで30秒加熱する。

2 一度取り出し、側面と底の皮を破かないように、スプーンなどでていねいにかき混ぜる。ラップをせずにさらに30秒加熱する。棒状に切った野菜を添える。

糖質オフのポイント
低糖質の優秀食材チーズで作るスピードおつまみ。不足しがちなカルシウムも補給できます。

point

チーズフォンデュは、生野菜やゆで野菜のほか、うずらの卵の水煮やゆでたウインナーなどにつけて食べるのもおすすめ。途中でチーズがかたくなったら、再度電子レンジで加熱してやわらかくして下さい。

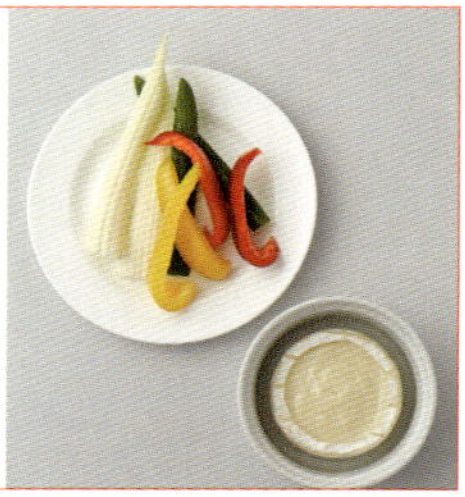

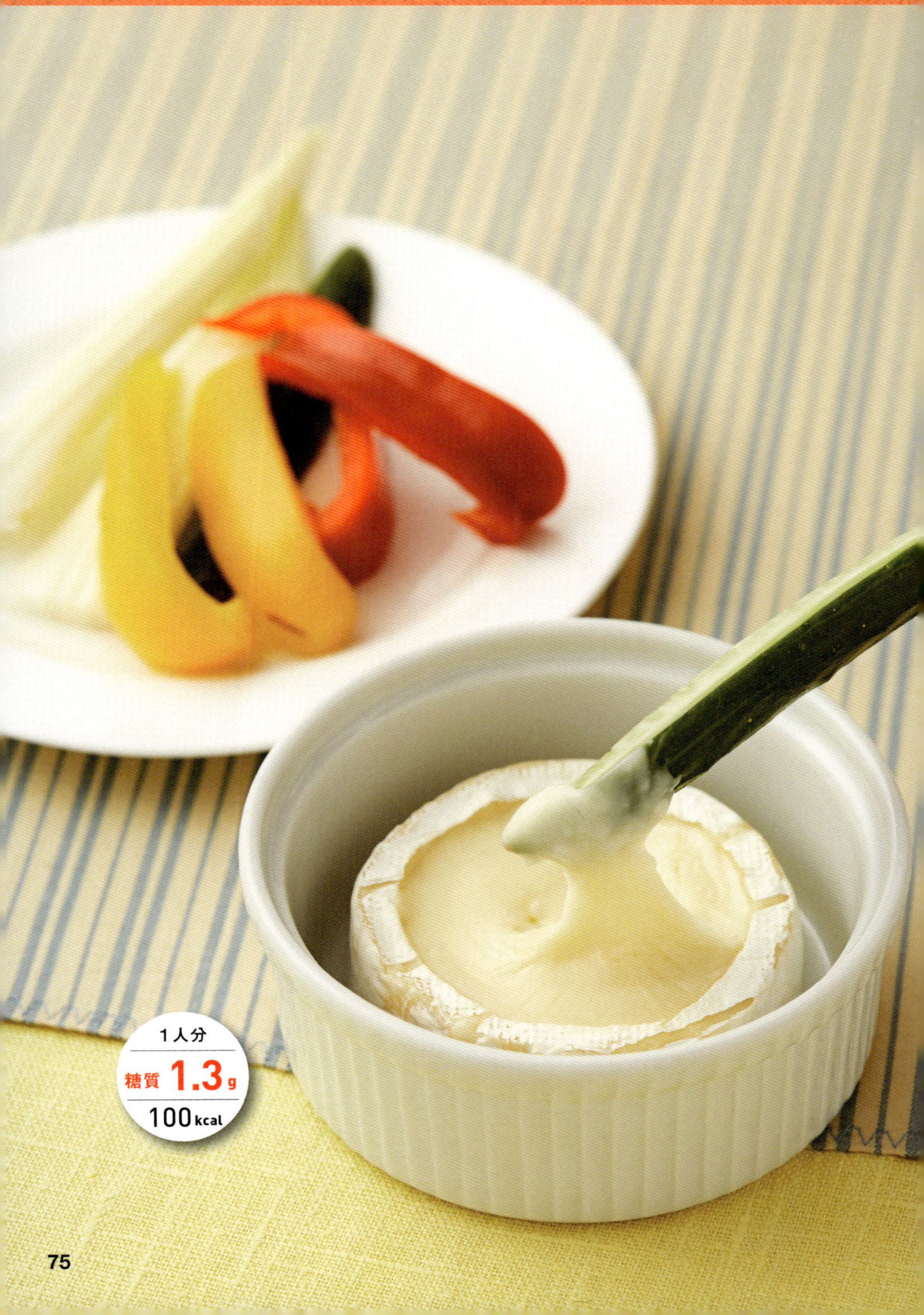

1人分
糖質 **1.3**g
100kcal

3分カップスープ

わかめとねぎのスープ

材料（1人分）

カットわかめ（乾燥）…小さじ1
長ねぎ（小口切り）…5cm
白いりごま…小さじ1
鶏ガラスープの素…小さじ½
ごま油…小さじ½
水…1カップ
塩、こしょう…各少々

作り方

1 カップにすべての材料を入れてよく混ぜる。
2 ふんわりとラップをして電子レンジで2分〜2分30秒加熱する。

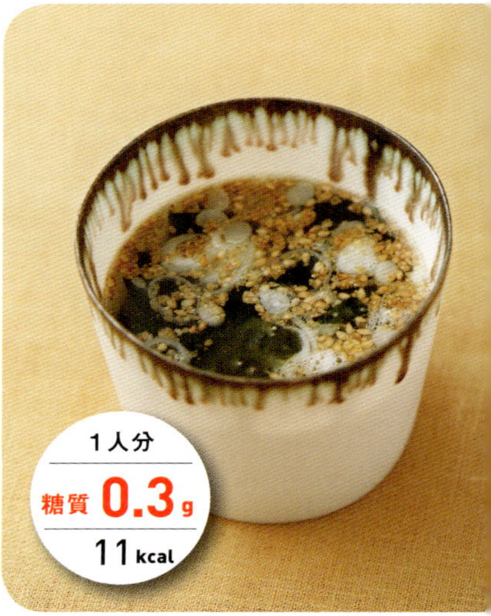

1人分
糖質 0.3g
11kcal

糖質オフのポイント わかめは低糖質で食物繊維もとれるすぐれもの。ごま油の風味と香りで本格味。

レタスとハムのチーズスープ

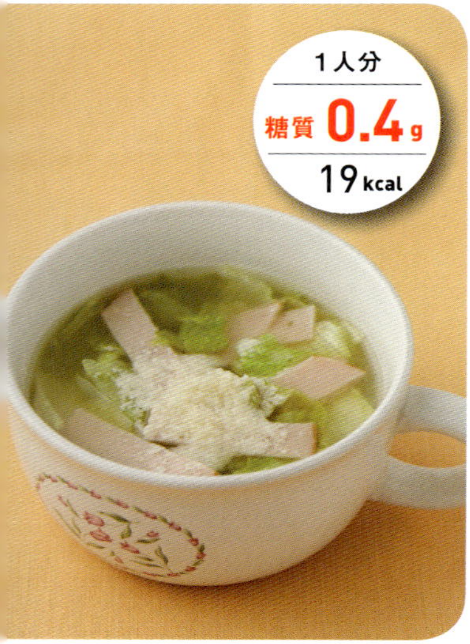

1人分
糖質 0.4g
19kcal

材料（1人分）

レタス…1枚
ハム…1枚
鶏ガラスープの素…小さじ½
水…1カップ
塩、こしょう…各少々
粉チーズ…大さじ1

作り方

1 レタスは1cm幅、ハムは縦半分に切ってから1cm幅に切る。
2 カップに粉チーズ以外の材料を入れてよく混ぜる。ふんわりとラップをして電子レンジで2分〜2分30秒加熱し、粉チーズをふる。

糖質オフのポイント レタスの食感がほどよく残った食べるスープ。低糖質の粉チーズをふって風味アップ。

作りおきがなくなったら…

電子レンジ **3分で1品追加！**

さけフレークと豆腐のしょうがスープ

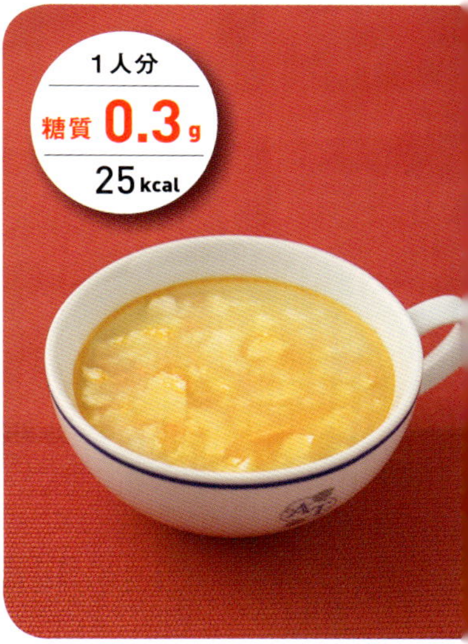
1人分
糖質 0.3g
25kcal

材料（1人分）

さけフレーク…大さじ3
豆腐（木綿）…⅐丁（50g）
おろししょうが…⅓かけ分
和風だしの素…小さじ½
水…½カップ

作り方

1 カップに豆腐を入れてスプーンで細かくつぶす。ほかの材料をすべて入れてよく混ぜる。
2 ふんわりとラップをして電子レンジで2分～2分30秒加熱する。

糖質オフのポイント しょうがを効かせて体を内側から温め、代謝をアップ。さけフレークの塩けで味つけいらず。

貝割れと揚げ玉のみそスープ

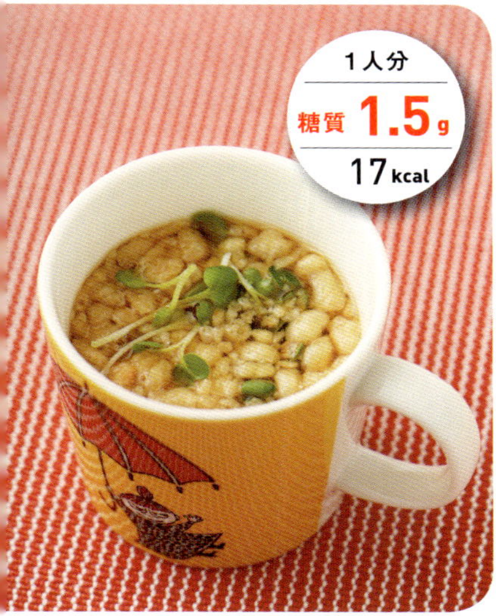
1人分
糖質 1.5g
17kcal

材料（1人分）

貝割れ…⅛パック
揚げ玉…大さじ2
和風だしの素…小さじ½
みそ…大さじ1
水…1カップ

作り方

1 貝割れは長さを半分に切る。
2 カップにすべての材料を入れてよく混ぜる。ふんわりとラップをして電子レンジで2分～2分30秒加熱する。

糖質オフのポイント スーパー糖質オフの場合は「揚げ玉」を「納豆」に代えてください。

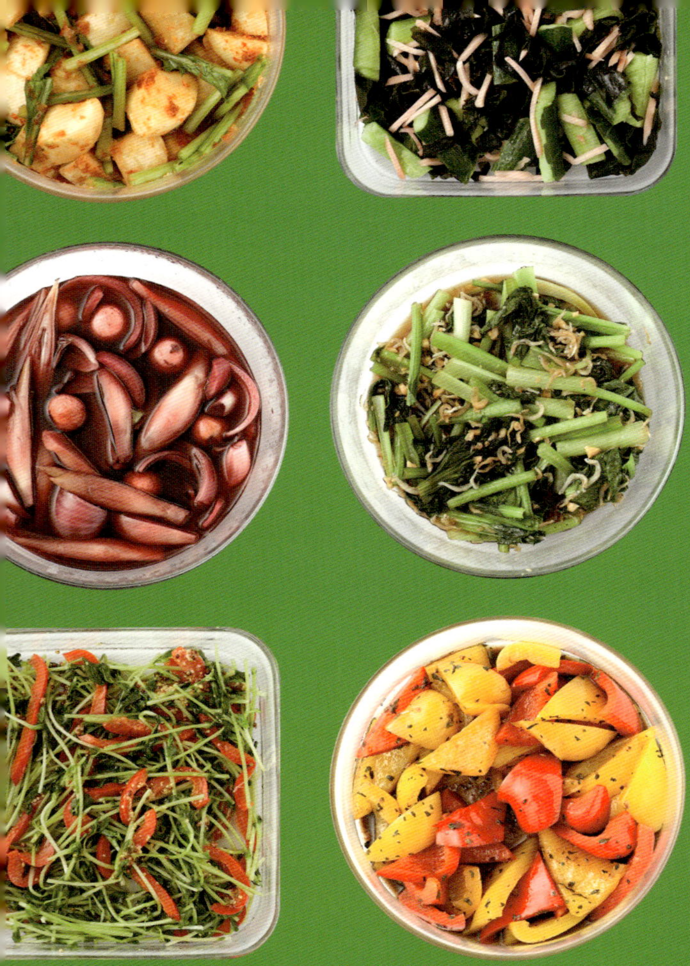

おなかいっぱい！食物せんいたっぷり!! 糖質オフのサブおかず

野菜、きのこ、海藻など、血糖値を上げにくくする食物せんいをとるとともに、ビタミンやミネラルもとれるのがサブおかず。味わいや食感の違うものを選ぶと飽きずに食べられます。

マリネに使った酢は血糖値を上げにくくするとともに日持ちをよくします。

サブおかず2品を選ぼう！

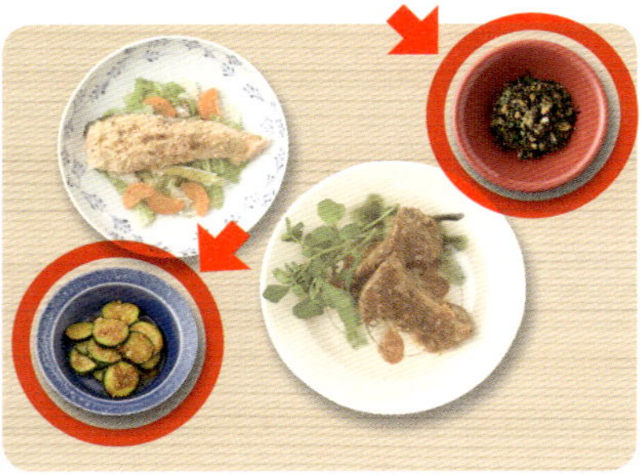

マリネ

代謝を促す酢やエネルギー源となる油脂を生かしたマリネ。うまみもたっぷり、日持ちも安心。

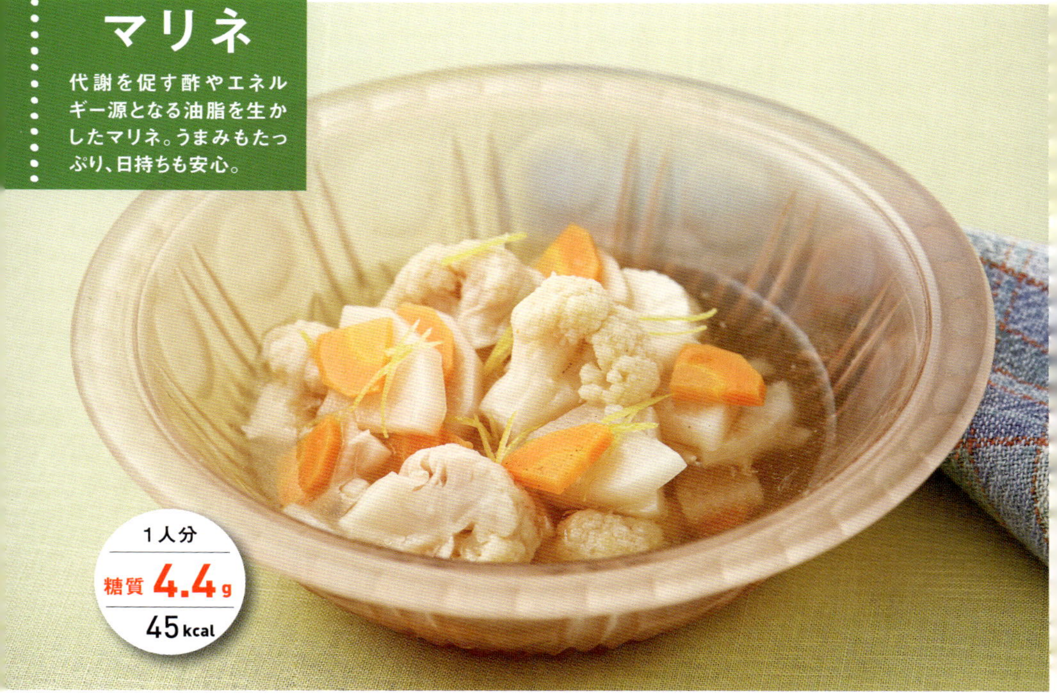

1人分
糖質 4.4g
45kcal

カリフラワー、にんじん、大根のゆずマリネ

冷蔵 4-5 日
冷凍 2-3 週間

材料（4人分）

カリフラワー…½個（150g）
にんじん…⅓本
大根…5cm（150g）
ゆずの皮…1個分
A
だし汁…1カップ
ゆずのしぼり汁…大さじ2〜3
砂糖、ごま油…各大さじ1
塩…小さじ1

食べるときは?

漬け汁ごと器に盛る。

作り方

1 カリフラワーは小房に分ける。にんじん、大根は薄いいちょう切りにする。ゆずの皮はせん切りにする。

2 耐熱容器にAを入れてよく混ぜ、1を加えて混ぜる。ふんわりとラップをして電子レンジで6分加熱し、取り出してラップで落としぶたをし、粗熱をとる。

※スーパー糖質オフの場合は、砂糖小さじ1を「ラカントS」小さじ1に変更。

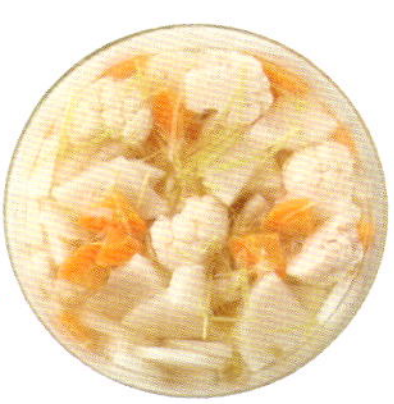

糖質オフのポイント ゆずのさわやかな香りがダイエット中のストレスを軽減。皮も残さず加え、味わいにも変化が。

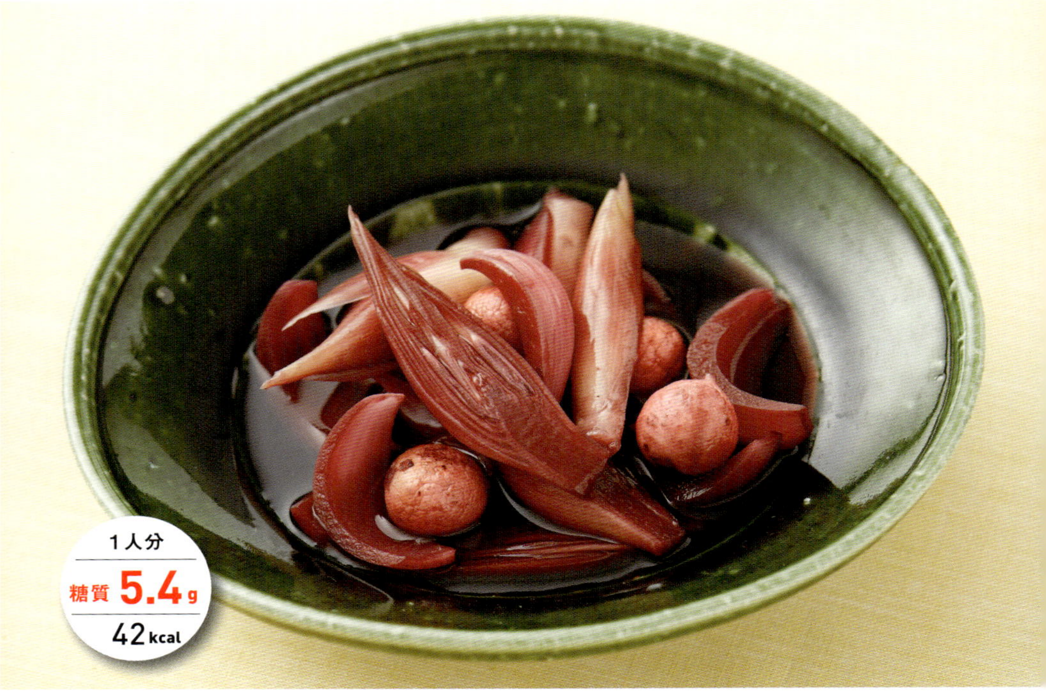

1人分
糖質 **5.4**g
42kcal

みょうが、ラディッシュ、紫玉ねぎの赤ワインマリネ

冷蔵 1週間
冷凍 3-4 週間

材料（4人分）

ラディッシュ…10個
みょうが…6個
紫玉ねぎ…½個
A | 赤ワイン、酢…各⅔カップ
はちみつ…大さじ1
塩…小さじ1
こしょう…少々

※スーパー糖質オフの場合は、はちみつ大さじ1を「ラカントS」大さじ1に変更。

食べるときは？

漬け汁ごと器に盛る。

作り方

1 ラディッシュは葉を落とす。みょうがは縦半分、紫玉ねぎは1㎝幅のくし形切りにする。
2 耐熱容器にAを入れてよく混ぜ、1を加えて混ぜる。ふんわりとラップをして電子レンジで4分加熱し、取り出してラップで落としぶたをし、粗熱をとる。

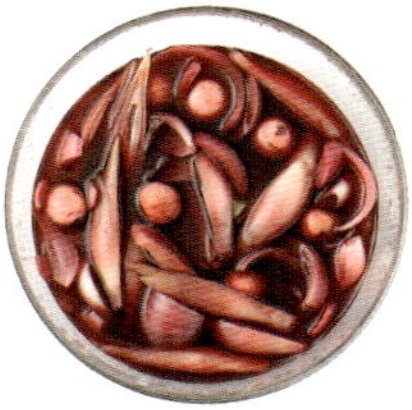

糖質オフのポイント
赤ワインのポリフェノールには、糖質の吸収をおだやかにする働きがある。

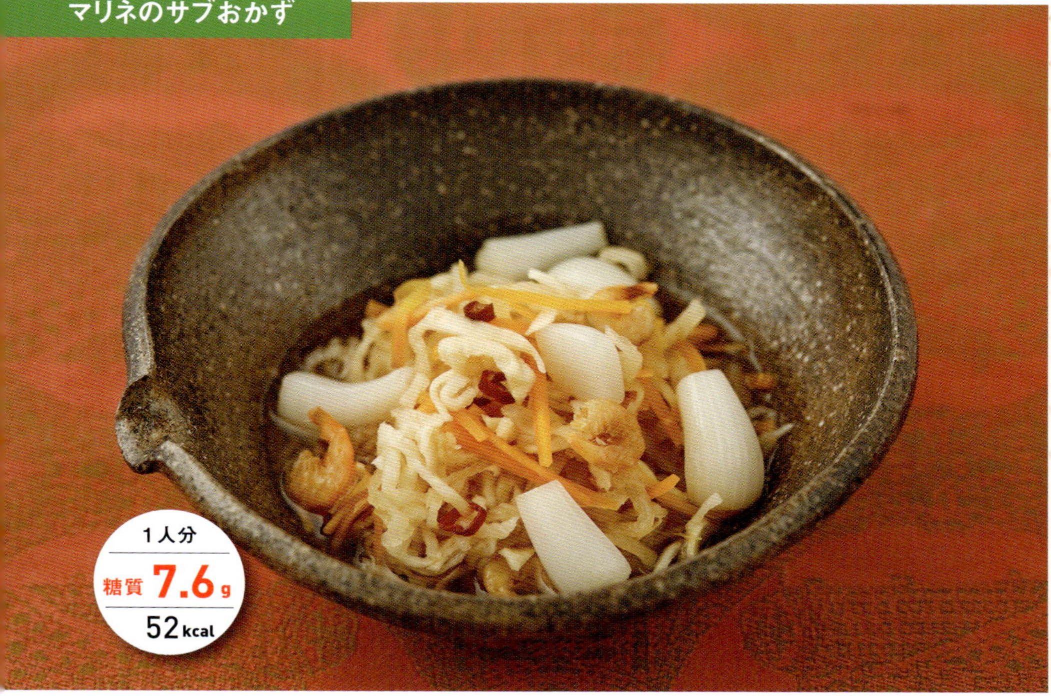

1人分
糖質 7.6g
52kcal

切り干し大根のエスニックマリネ

冷蔵 1週間
冷凍 3-4 週間

材料（4人分）

切り干し大根（乾燥）…30g
にんじん…⅕本
干しえび…10g
らっきょう漬け…50g

A
赤唐辛子（小口切り）…1本
水…½カップ
酢…½カップ
ナンプラー…大さじ2
塩、こしょう…各少々

※スーパー糖質オフの場合は、らっきょう漬けを入れないこと。甘味が欲しい場合は「ラカントS」を適宜入れて調整する。

作り方

1 切り干し大根は水でもみ洗いして水けをしぼり、ざく切りにする。にんじんはせん切りにする。
2 耐熱容器にAを入れてよく混ぜ、1、干しえびを加えて混ぜる。ふんわりとラップをして電子レンジで5分加熱する。
3 取り出してらっきょうを加えて混ぜ、ラップで落としぶたをして、粗熱をとる。

食べるときは?

漬け汁ごと器に盛る。

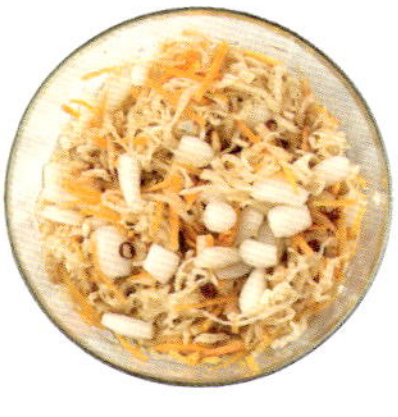

糖質オフのポイント

酢は糖質の吸収をおだやかにする調味料。加熱することで酸味もまろやかになり食べやすくなる。

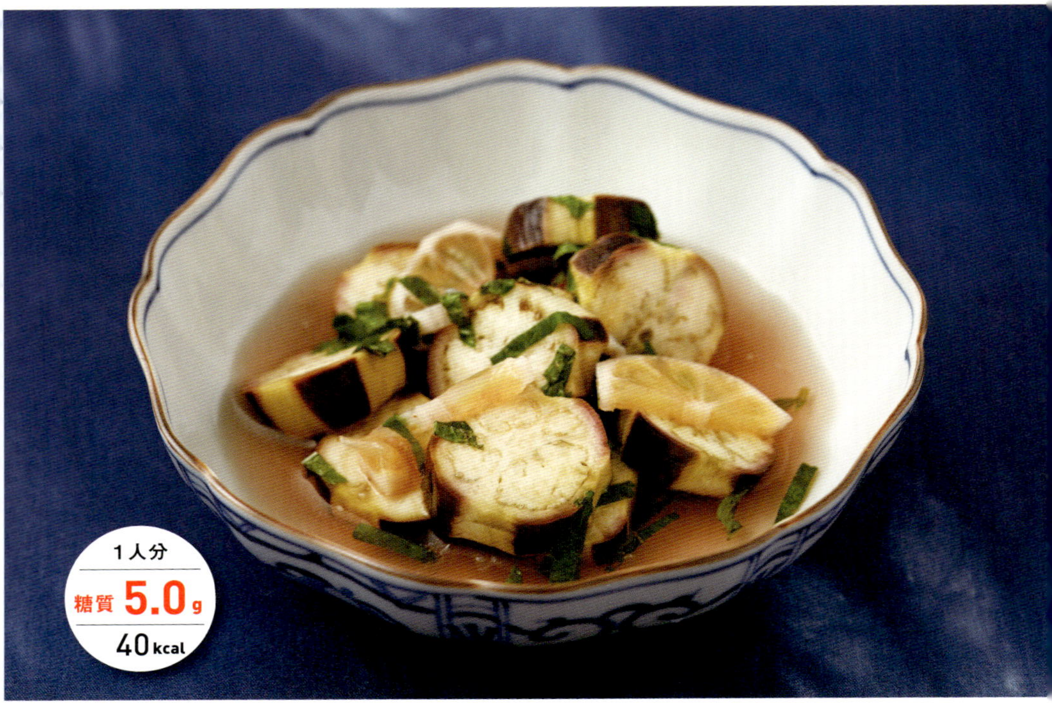

なすのレモンマリネ

冷蔵 4-5 日
冷凍 不可

材料（4人分）

なす…6個
レモン…½個
A｜水…½カップ
｜ナンプラー…大さじ2
｜レモン汁…大さじ1～1と½
｜砂糖、ごま油…各小さじ1
｜塩、こしょう…各少々
ミント…2～3本

食べるときは?

漬け汁ごと器に盛る。

※スーパー糖質オフの場合は、砂糖小さじ1を「ラカントS」小さじ1に変更。

作り方

1 なすは縞目に皮をむいて1㎝幅の輪切りにし、水に5分さらす。レモンは厚めに皮をむいて、薄い半月切りにする。ミントは葉を摘み、せん切りにする。
2 耐熱容器にAを入れて混ぜ、なすを加えて混ぜる。ふんわりとラップをして電子レンジで5分～5分30秒、竹串を刺してみて、なすがやわらかい感じになるまで加熱する。
3 取り出してレモン、ミントを加え、ラップで落としぶたをして、粗熱をとる。

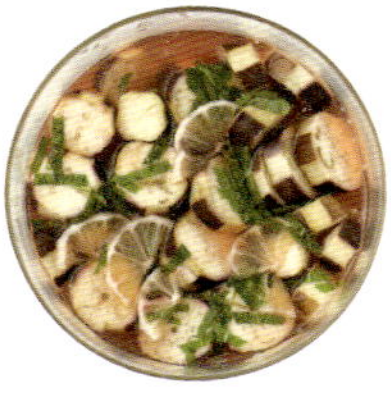

糖質オフのポイント レモンやミントの香りをプラスして、単調になりがちな味つけに変化をつける。

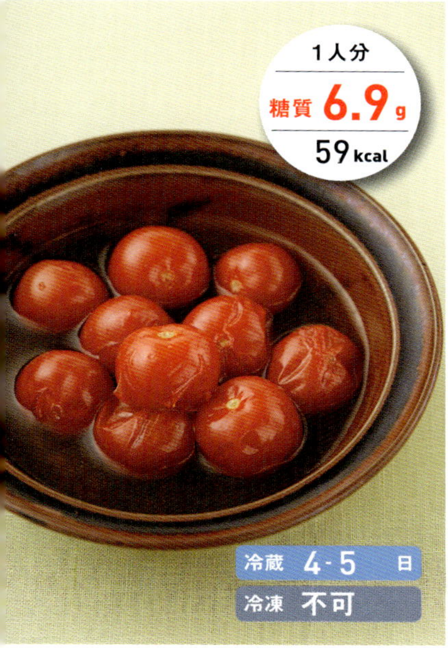

1人分
糖質 6.9g
59kcal

冷蔵 4-5日
冷凍 不可

プチトマトのタバスコマリネ

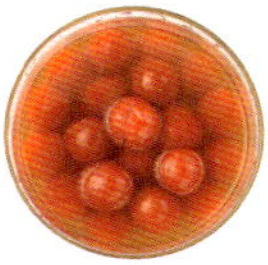

材料（4人分）

プチトマト…20個

A
- 白ワイン…½カップ
- はちみつ、オリーブオイル…各大さじ1
- タバスコ…小さじ1～2
- 塩…小さじ½
- こしょう…少々

食べるときは？

漬け汁ごと器に盛る。

※スーパー糖質オフの場合は、はちみつ大さじ1を「ラカントS」大さじ1に変更。

作り方

1 プチトマトはへたをとり、ところどころ竹串を刺して穴をあける。

2 耐熱容器にAを入れてよく混ぜ、1を加えて混ぜる。ふんわりとラップをして電子レンジで3分加熱し、取り出してラップで落としぶたをし、粗熱をとる。

糖質オフのポイント トマトはそれほど低糖質ではないが、含まれるリコピンに血糖値を下げる働きがある。

かぶのゆかりマリネ

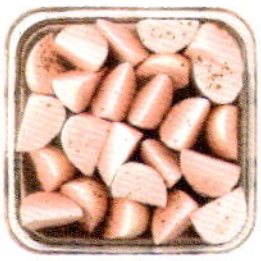

材料（4人分）

かぶ…4個（320g）

A
- 酢、水…各½カップ
- 砂糖…大さじ1
- ゆかり…小さじ2
- 塩…小さじ½

食べるときは？

漬け汁ごと器に盛る。

※スーパー糖質オフの場合は、砂糖大さじ1を「ラカントS」大さじ1に変更。

作り方

1 かぶは皮をむいて6等分のくし形切りにする。

2 耐熱容器にAを入れてよく混ぜ、1を加えて混ぜる。ふんわりとラップをして電子レンジで5分加熱し、取り出してラップで落としぶたをし、粗熱をとる。

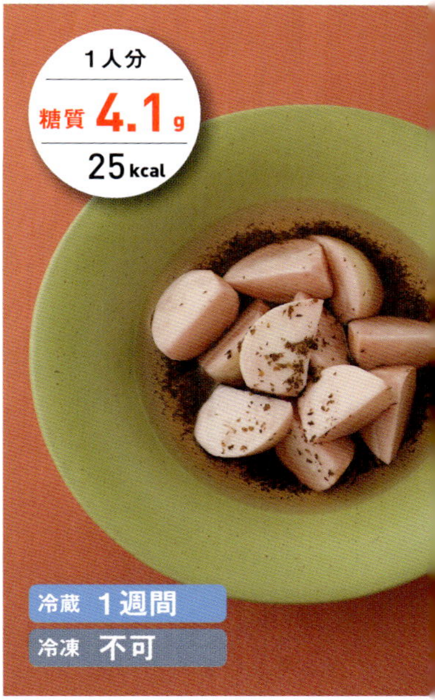

1人分
糖質 4.1g
25kcal

冷蔵 1週間
冷凍 不可

糖質オフのポイント かみごたえのあるかぶは満腹感の得やすい食材。ゆかりの香りで目先を変えて。

野菜

糖質オフダイエットで不足しがちなのが、ビタミンCや食物繊維。野菜でしっかり補給を。

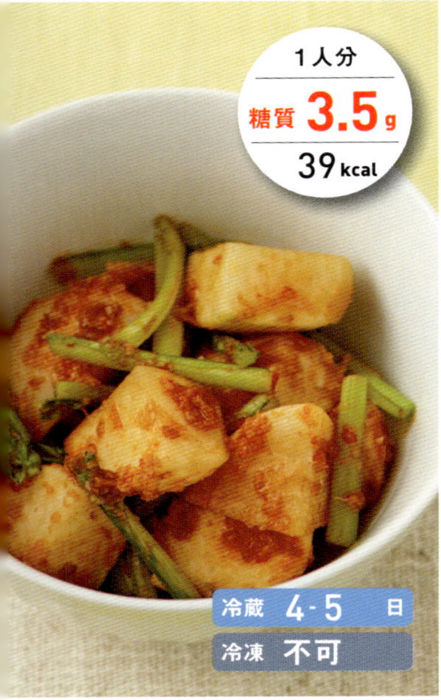
1人分
糖質 3.5g
39kcal
冷蔵 4-5 日
冷凍 不可

かぶのカクテキ

材料（4人分）

かぶ（葉つきのもの）…4個

A
- おろしにんにく…1片分
- おろししょうが…½かけ分
- 豆板醤、しょうゆ…各大さじ1
- 削り節…1パック（2g）
- ごま油…小さじ1

食べるときは？

そのまま器に盛る。

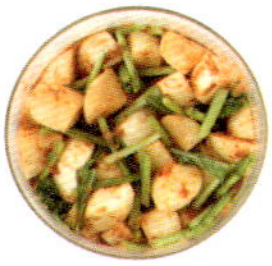

作り方

1. かぶは皮をむき、8等分の角切りにする。葉は4cm長さに切る。Aの削り節は手でもみ、細かくする。
2. 耐熱容器にかぶ、Aを入れて混ぜる。ふんわりとラップをして電子レンジで6分加熱する。取り出してかぶの葉を加えて混ぜる。

糖質オフのポイント 豆板醤の唐辛子やにんにく、しょうがが体を内側から温め、代謝をアップ。

玉ねぎとベーコンの黒こしょうきんぴら

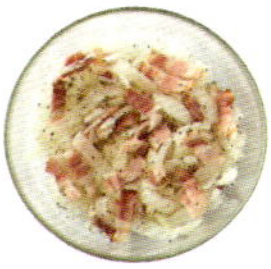

材料（4人分）

玉ねぎ…1個
ベーコン…4枚
オリーブオイル…小さじ1
粗びき黒こしょう…小さじ¼
塩…少々

食べるときは？

ラップをして電子レンジで温め直す。

作り方

1. 玉ねぎは4つ割にして横1cm幅、ベーコンは1cm幅に切る。
2. 耐熱容器にすべての材料を入れて混ぜ、ふんわりとラップをして電子レンジで5分加熱する。

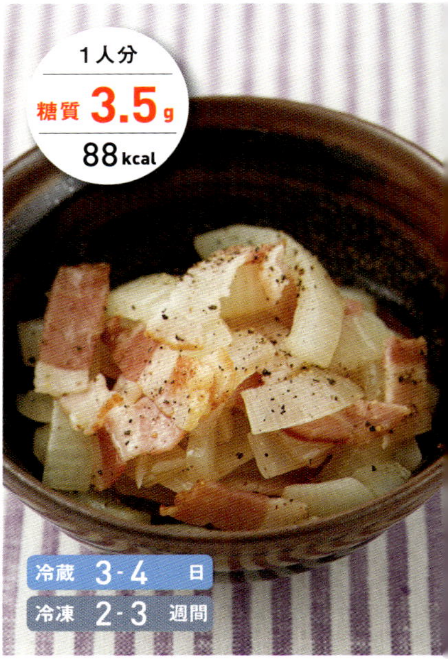
1人分
糖質 3.5g
88kcal
冷蔵 3-4 日
冷凍 2-3 週間

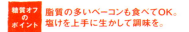

糖質オフのポイント 脂質の多いベーコンも食べてOK。塩けを上手に生かして調味を。

チンゲン菜とにんじんのオイスターソース煮

冷蔵 3-4 日
冷凍 2-3 週間

材料（4人分）

チンゲン菜…2株
にんじん…⅓本
きくらげ（乾燥）…10g
A 水…½カップ
　オイスターソース、酒…各大さじ1
　鶏ガラスープの素…小さじ1
　塩、こしょう…各少々

作り方

1 チンゲン菜は5cm長さに切り、芯は縦4〜6つ割りにする。にんじんは1cm幅の短冊切りにする。きくらげは水でもどし、大きいものは半分に切る。

2 耐熱容器にAを入れて混ぜ、チンゲン菜の芯、にんじん、きくらげを加えて混ぜる。ふんわりとラップをして電子レンジで5分加熱する。

3 取り出してチンゲン菜の葉を加えて混ぜる。

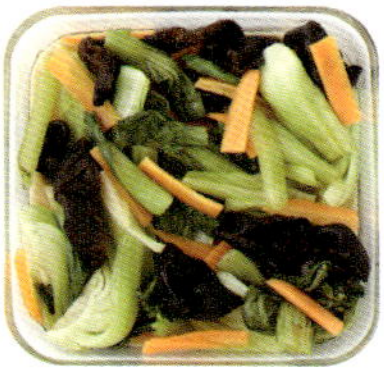

食べるときは?

ラップをして電子レンジで温め直す。

糖質オフのポイント

チンゲン菜は低糖質でビタミン豊富なおすすめ野菜。きくらげを合わせて食物繊維もバッチリ。

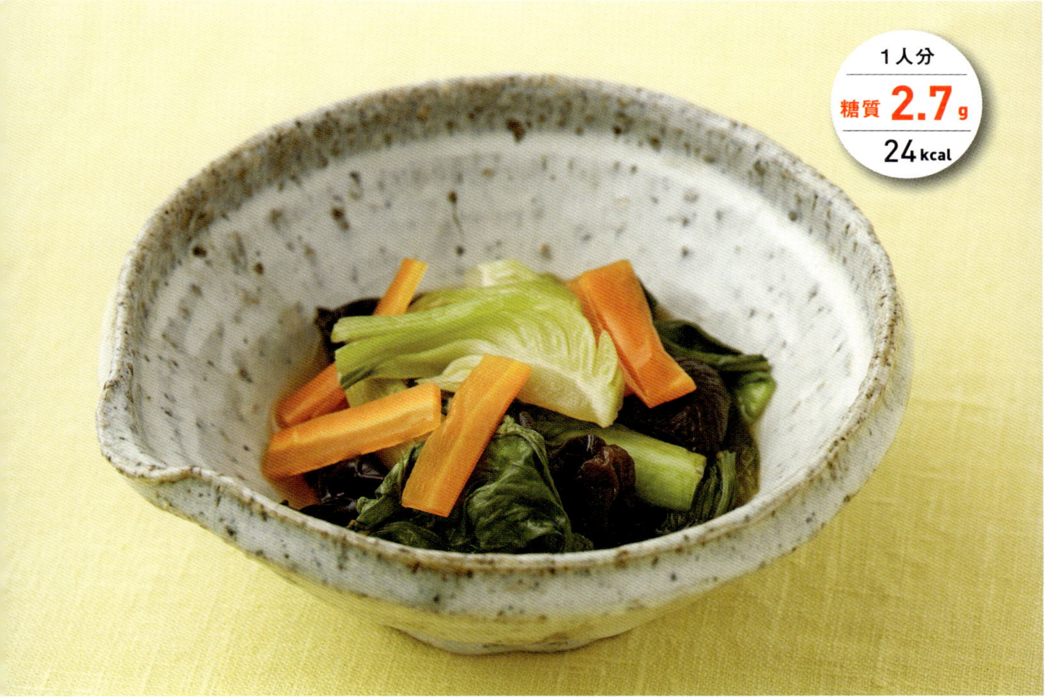

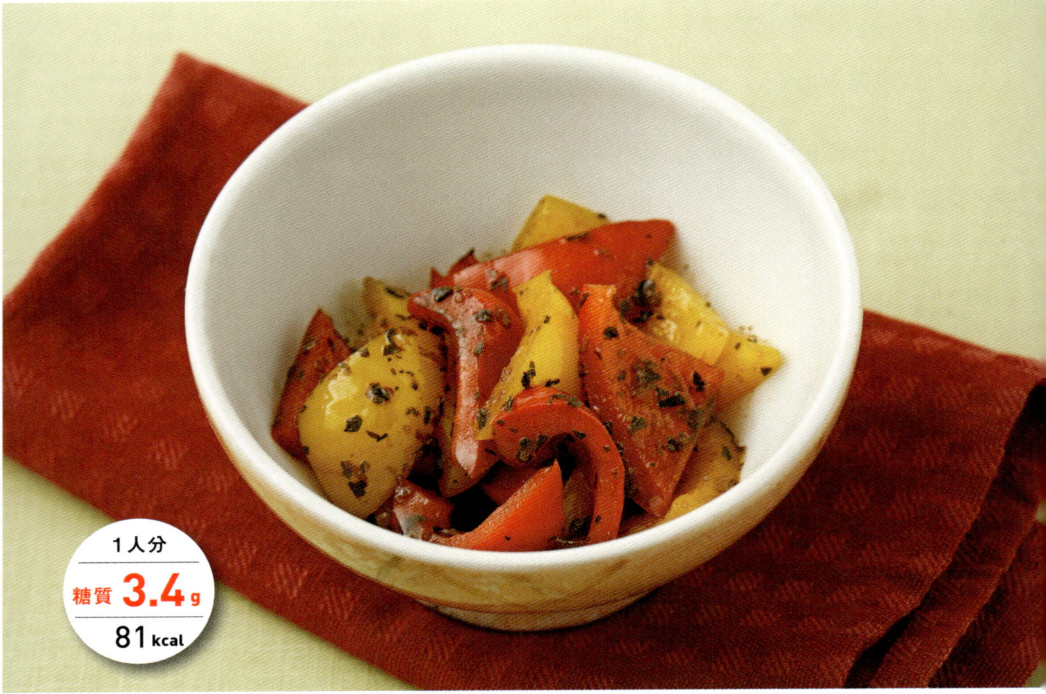

1人分
糖質 **3.4**g
81 kcal

パプリカのアンチョビあえ

冷蔵 3-4 日
冷凍 2-3 週間

材料(4人分)

パプリカ(赤・黄)…合わせて2個

A
- バルサミコ酢(または酢)、オリーブオイル…各大さじ2
- アンチョビ(みじん切り)…2切れ
- ドライハーブミックス…小さじ1
- 塩、こしょう…各少々

作り方

1 パプリカはひと口大の乱切りにする。

2 耐熱容器にAを入れて混ぜ、パプリカを加えて混ぜる。ふんわりとラップをして電子レンジで4分加熱する。

食べるときは?

そのままか、ラップをして電子レンジで温め直す。

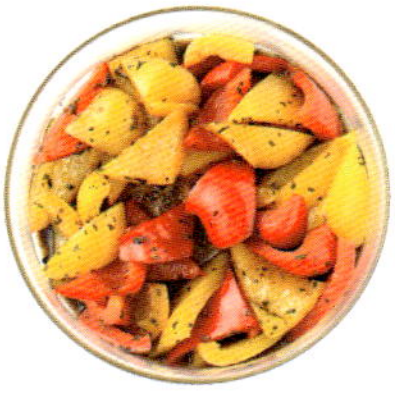

糖質オフのポイント

ビタミンCの補給源として優秀なパプリカも、食べすぎには注意。ハーブの香りを効かせてちょっとした箸休めに。

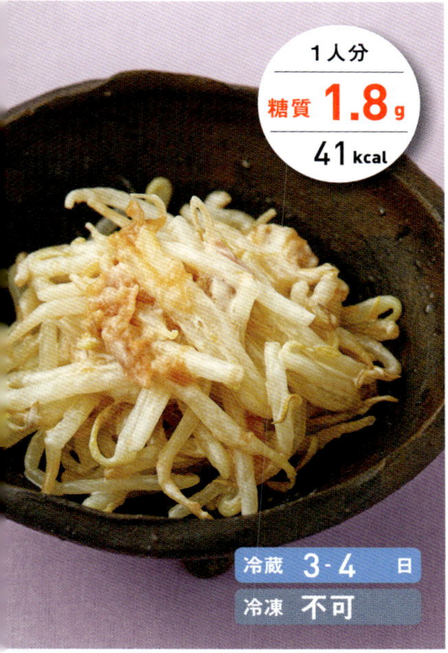
1人分
糖質 1.8g
41kcal
冷蔵 3-4 日
冷凍 不可

もやしの梅マヨあえ

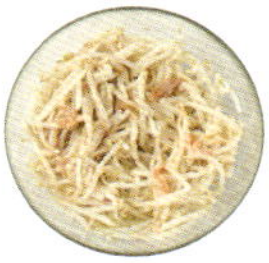

材料（4人分）

もやし…1袋
A | 梅干し…2個（正味20g）
　| マヨネーズ…大さじ1

食べるときは?

そのままか、ラップをして電子レンジで温め直す。

作り方

1 Aの梅干しは種を除いて小さめにちぎる。
2 耐熱容器にもやしを入れ、ふんわりとラップをして電子レンジで3分加熱する。取り出して水けをきり、Aを加えて混ぜる。

糖質オフのポイント もやしは糖質オフダイエットに欠かせない低糖質食材。梅干しのクエン酸が代謝をアップ。

ブロッコリーのからしじょうゆあえ

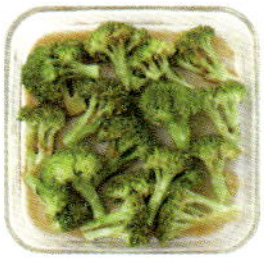

材料（4人分）

ブロッコリー…1個（300g）
A | しょうゆ…大さじ1
　| 練りがらし…大さじ1/2

食べるときは?

そのまま器に盛る。

作り方

1 ブロッコリーは小房に分ける。
2 耐熱容器にブロッコリーを入れ、ふんわりとラップをして電子レンジで3分加熱する。取り出してAを加えて混ぜる。

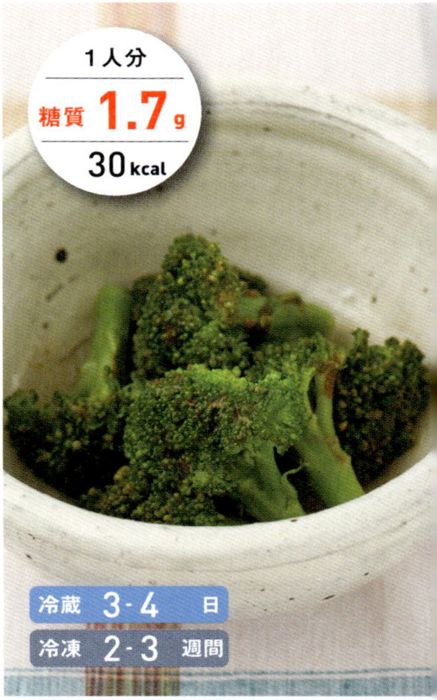
1人分
糖質 1.7g
30kcal
冷蔵 3-4 日
冷凍 2-3 週間

糖質オフのポイント 加熱してもかさが減らないブロッコリーでお腹満足の献立に。食物繊維やビタミンCも豊富。

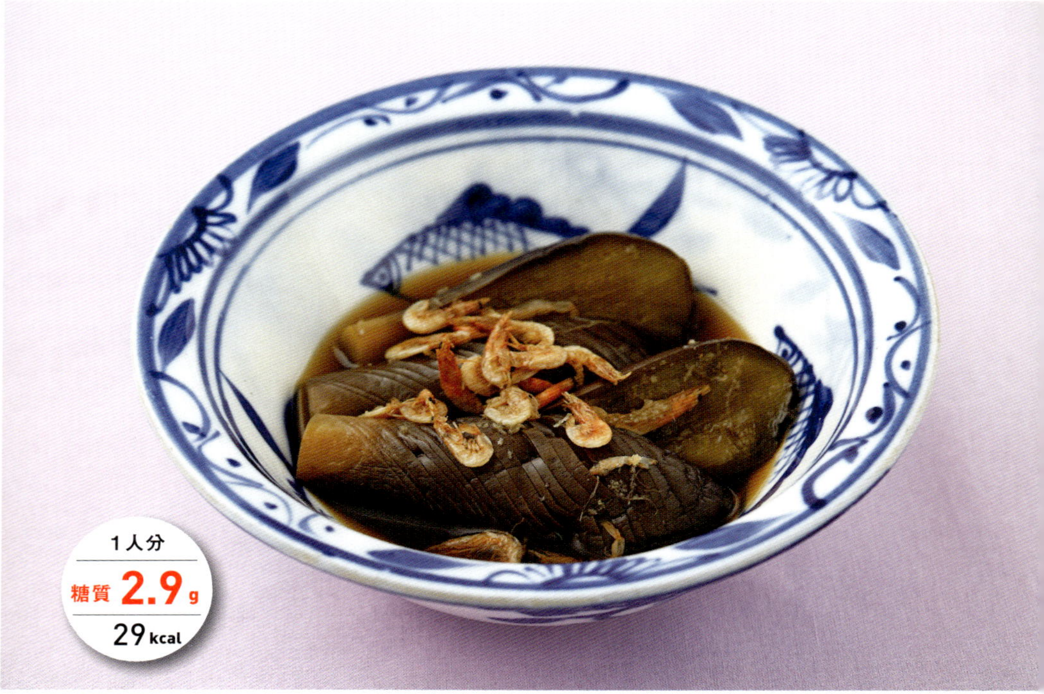

1人分
糖質 **2.9**g
29kcal

なすと桜えびの煮もの

冷蔵 3-4 日
冷凍 不可

材料（4人分）

なす…4個
桜えび（乾燥）…10g
おろししょうが…1かけ分
だし汁…1カップ
しょうゆ…大さじ1

食べるときは?

そのままか、ラップをして電子レンジで温め直す。

作り方

1 なすは縦半分に切り、皮に斜めの浅い切り込みを入れて、水に5分さらす。
2 耐熱容器に材料をすべて入れ、ふんわりとラップをして電子レンジで5分加熱する。
3 そのまま3分おき、さらに5分～5分30秒、なすが竹串を刺してみてやわらかい感じになるまで加熱する。

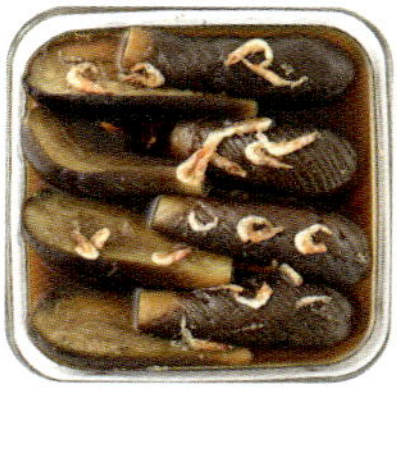

糖質オフのポイント しょうがや桜えびの風味、香りをプラスして、薄味でも満足感のある味わいに。

ズッキーニのナムル

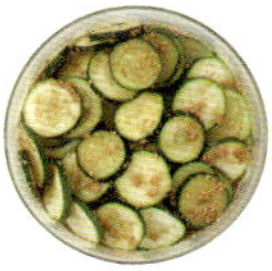

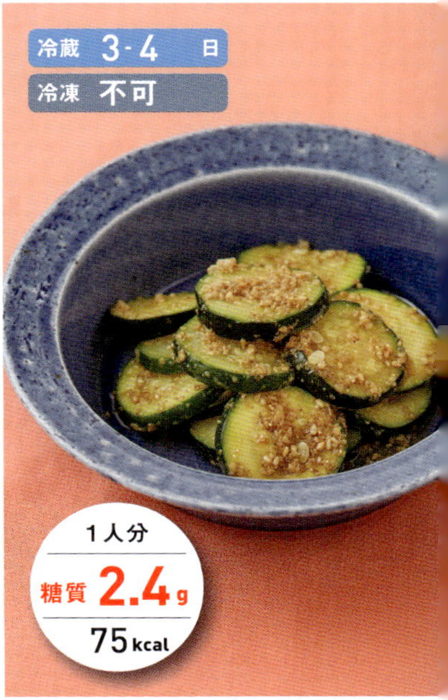
冷蔵 3-4 日
冷凍 不可
1人分
糖質 2.4g
75kcal

材料（4人分）

ズッキーニ…2本（400g）

A | 白すりごま…大さじ2
しょうゆ、ごま油…大さじ1
おろしにんにく…1かけ分

食べるときは?

そのまま器に盛る。

作り方

1 ズッキーニは5㎜厚さの輪切りにする。

2 耐熱容器にズッキーニを入れ、ふんわりとラップをして電子レンジで4分加熱する。取り出してAを加えて混ぜる。

糖質オフのポイント 低糖質、低カロリーのズッキーニは常備しておきたい優秀野菜。にんにくを効かせた韓国風のひと皿に。

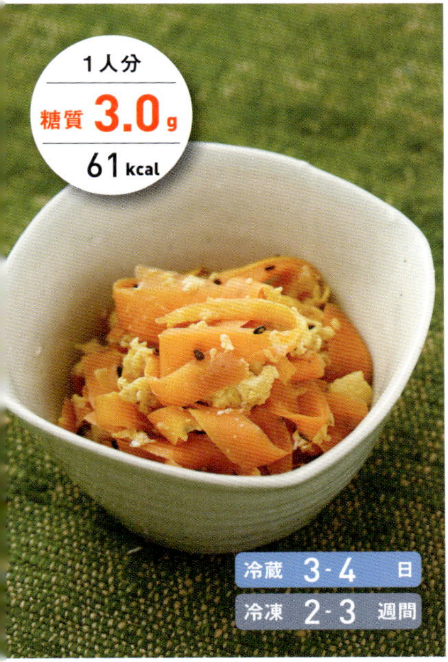
1人分
糖質 3.0g
61kcal
冷蔵 3-4 日
冷凍 2-3 週間

にんじんシリシリ

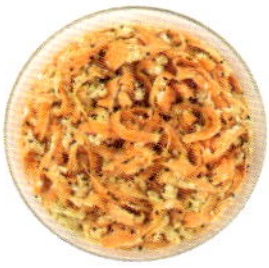

材料（4人分）

にんじん…1本

卵…1個

A | ごま油…大さじ½
しょうゆ、酒、和風だしの素
…各小さじ1

黒いりごま…適量

食べるときは?

そのままか、ラップをしてレンジで温め直す。

糖質オフのポイント 野菜の中では糖質多めのにんじん。食べすぎないように注意して。

作り方

1 にんじんはピーラーでリボン状にする。

2 耐熱容器にAを入れて混ぜ、にんじんを加えて混ぜる。ふんわりとラップをして電子レンジで3分加熱する。

3 一度取り出して、溶きほぐした卵を加えて混ぜる。ふんわりとラップをしてさらに1分30秒加熱する。すぐに取り出してよく混ぜ、黒ごまを混ぜる。

豆苗とパプリカの粒マスタードサラダ

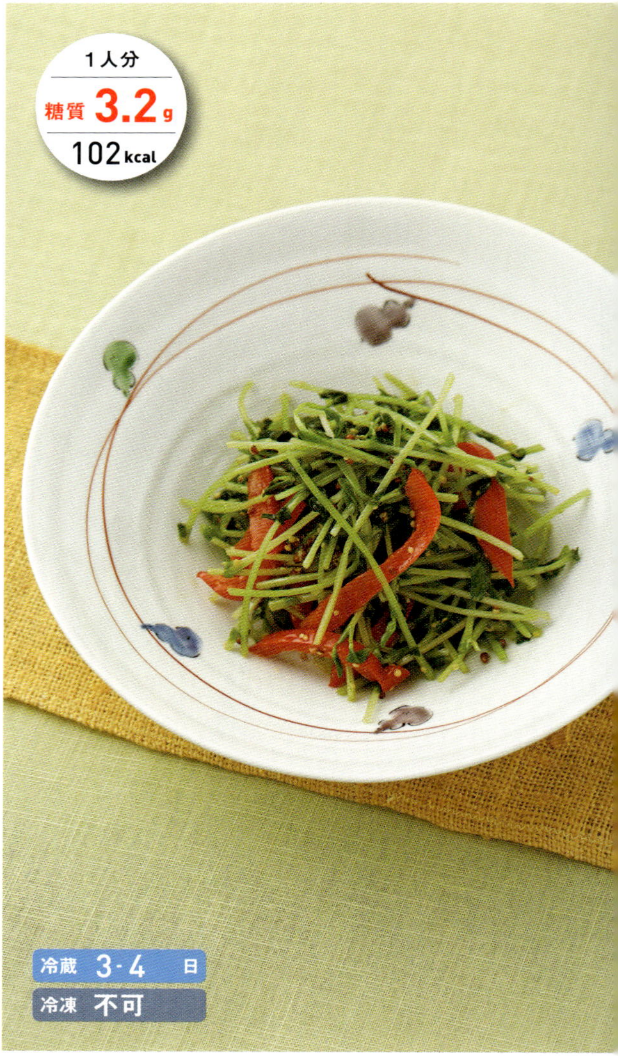

材料（4人分）

豆苗…2袋
パプリカ(赤)…1個(120g)
A | 粒マスタード、オリーブオイル…各大さじ2
塩、こしょう…各少々

作り方

1 豆苗は長さを半分に切る。パプリカは縦に細切りにする。
2 耐熱容器に1を入れて混ぜ、ふんわりとラップをして電子レンジで3分加熱する。取り出してAを加えて混ぜる。

食べるときは？

そのままか、ラップをして電子レンジで温め直す。

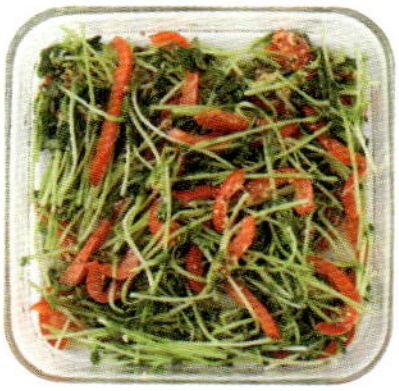

糖質オフのポイント たっぷりの粒マスタードが味と食感のアクセントに。かみごたえがあり、満腹感も得やすい。

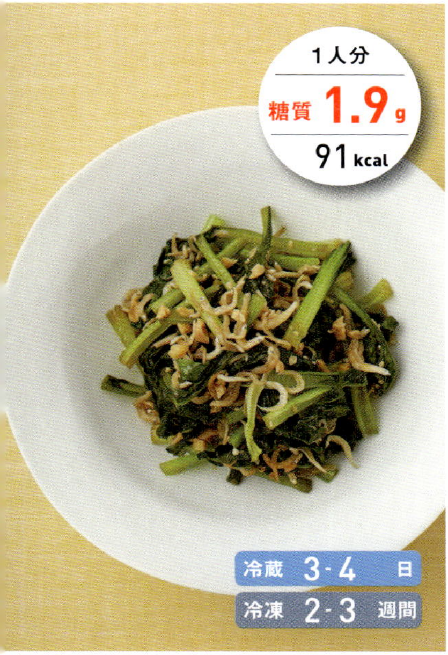
1人分
糖質 1.9g
91kcal
冷蔵 3-4 日
冷凍 2-3 週間

小松菜のじゃこピーあえ

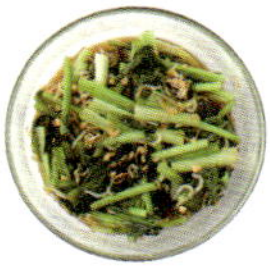

材料（4人分）

小松菜…1束（300g）
ちりめんじゃこ、バターピーナッツ
…各大さじ4
A｜しょうゆ…大さじ1
｜サラダ油…小さじ1

食べるときは?

そのままか、ラップをして電子レンジで温め直す。

作り方

1 小松菜は3〜4cm長さに切る。ピーナッツは粗く刻む。
2 耐熱容器に小松菜、ちりめんじゃこを入れて混ぜ、ふんわりとラップをして電子レンジで3分加熱する。
3 取り出して水けをきり、ピーナッツ、Aを加えて混ぜる。

糖質オフのポイント 脂質の多いナッツも糖質オフダイエット中は食べてOK。香ばしさと食感のアクセントに。

ほたて大根

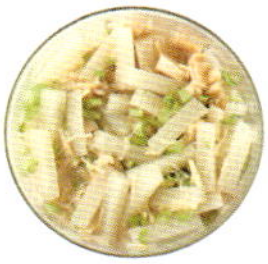

材料（4人分）

大根…½本（500g）
大根の葉…適量
ほたて缶…大1缶（180g）
A｜おろししょうが…1/2かけ分
｜酒…大さじ1
｜塩…小さじ1

食べるときは?

ラップをして電子レンジで温め直す。

作り方

1 大根は5cm長さ、1cm太さの棒状に切る。葉は小口切りにする。
2 耐熱容器に大根、ほたて缶（缶汁ごと）、Aを入れて混ぜる。ふんわりとラップをして電子レンジで6分〜6分30秒、大根に竹串を刺してみてすっと通るようになるまで加熱する。取り出して葉を加えて混ぜる。

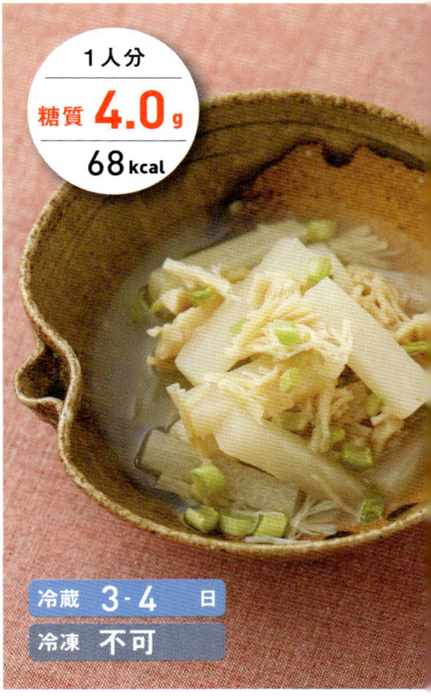
1人分
糖質 4.0g
68kcal
冷蔵 3-4 日
冷凍 不可

糖質オフのポイント 根菜の中では低糖質な大根を利用。ほたては缶汁ごと使ってうまみを生かし、薄味仕立てに。

きのこ

食物繊維が豊富なきのこは糖質オフダイエットの強い味方。うまみ食材としても重宝します。

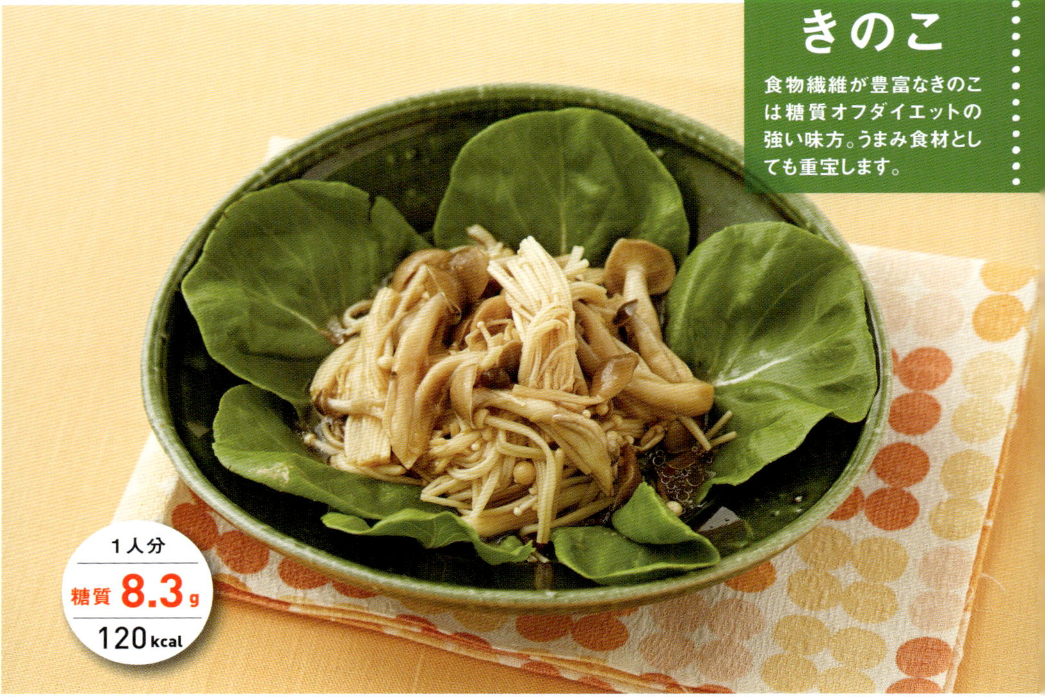

1人分
糖質 8.3g
120kcal

きのこの香味サラダ

冷蔵 3-4日
冷凍 不可

材料（4人分）

しめじ…2パック
えのきだけ…2袋
長ねぎ（みじん切り）…10cm
おろししょうが…⅓かけ分
ポン酢じょうゆ…大さじ3
ごま油…大さじ2

作り方

1 しめじは小房に分ける。えのきは長さを半分に切る。
2 耐熱容器にすべての材料を入れて混ぜ、ふんわりとラップをして電子レンジで3分加熱する。

食べるときは？

そのままかラップをして電子レンジで温め直し、サラダ菜を添える。

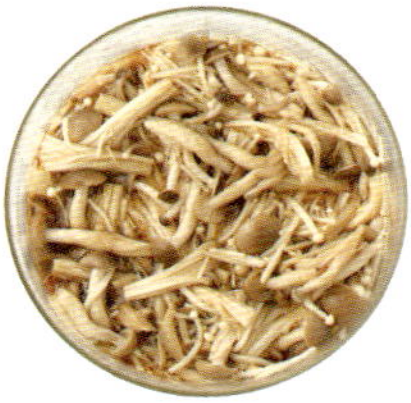

糖質オフのポイント
食物繊維が豊富で糖質の少ないきのこ類。ごま油を加えて食べごたえをアップ。

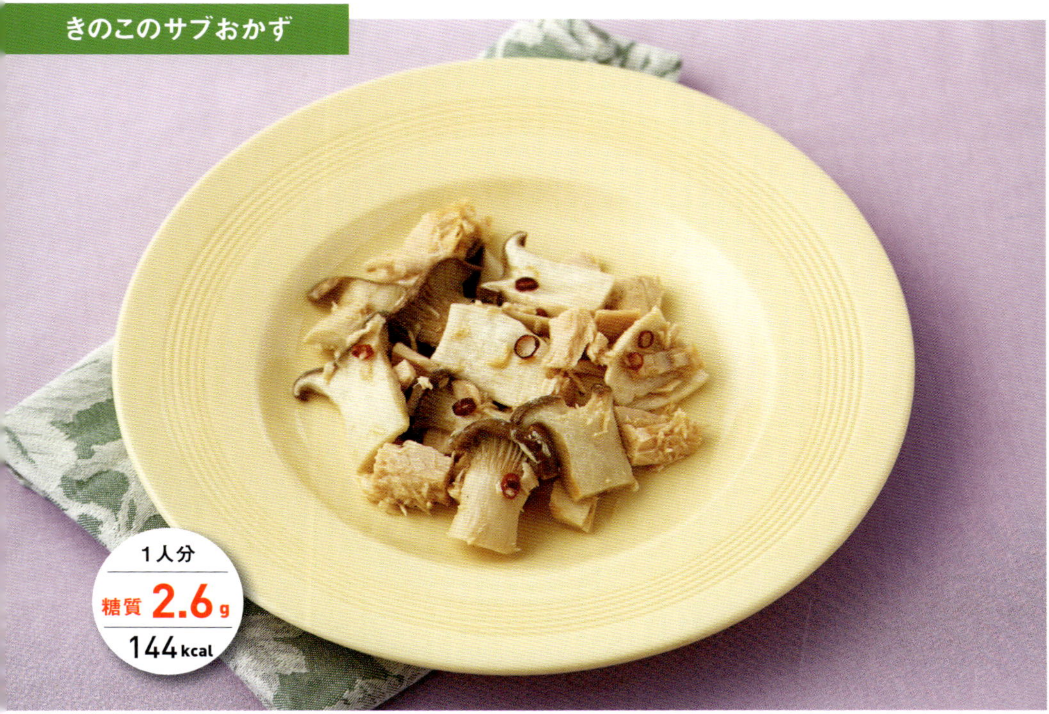

1人分
糖質 2.6g
144kcal

エリンギとツナのペペロンチーノ

冷蔵 3-4 日
冷凍 不可

材料（4人分）

エリンギ…6本（300g）
ツナ缶…大1缶（175g）
A｜にんにく（みじん切り）…1片
　｜赤唐辛子（小口切り）…1本
　｜オリーブオイル…大さじ1
塩、こしょう…各少々

作り方

1 エリンギは長さを半分に切ってから縦5㎜幅に切る。ツナ缶は軽く缶汁をきる。
2 耐熱容器に1とAを入れ、塩、こしょうをふって混ぜる。ふんわりとラップをして電子レンジで3分加熱する。

食べるときは？

ラップをして電子レンジで温め直す。

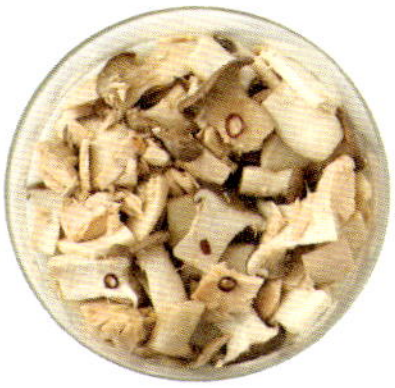

糖質オフのポイント

にんにくと唐辛子で代謝アップ。
食物繊維豊富なエリンギに
低糖質のツナを合わせて、食べごたえも抜群。

マッシュルームの詰め焼き

糖質オフのポイント　低糖質なうえ、カルシウムが豊富なチーズを加えたフィリングで、お酒のおつまみにも最適なひと品。

材料（4人分）

マッシュルーム…大12個

A
- ベーコン（みじん切り）…2枚
- 粉チーズ…大さじ4
- パセリのみじん切り…大さじ2
- 塩、こしょう…各少々

オリーブオイル…大さじ1

作り方

1 マッシュルームは軸を切り落とし、かさの部分に合わせたAを等分に詰める。

2 耐熱容器に1を並べ、オリーブオイルをかける。ふんわりとラップをして電子レンジで3分加熱する。

食べるときは?

ラップをして電子レンジで温め直す。

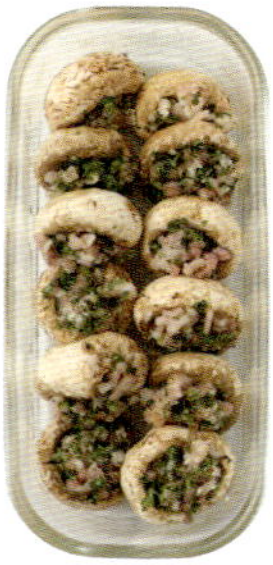

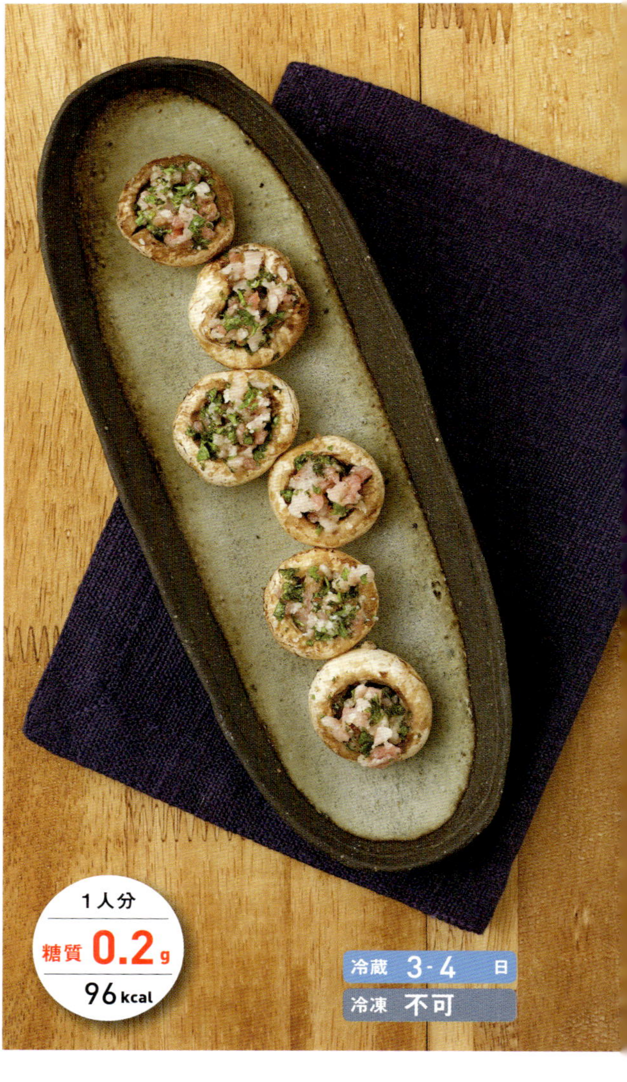

1人分
糖質 0.2g
96kcal

冷蔵 3-4日
冷凍 不可

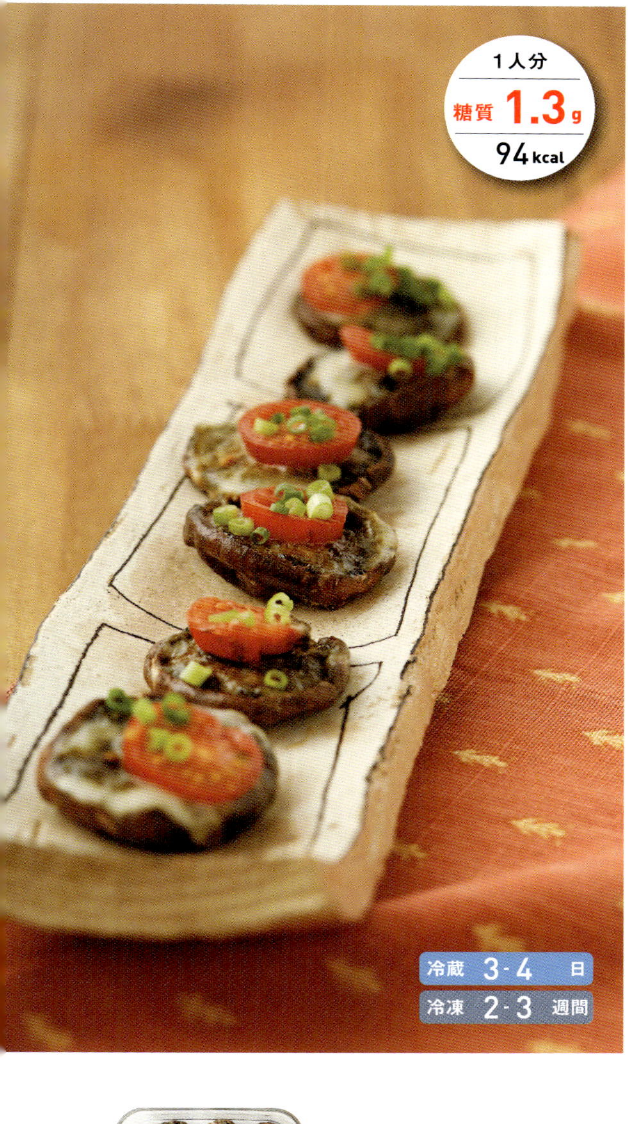

1人分
糖質 1.3g
94kcal

冷蔵 3-4 日
冷凍 2-3 週間

しいたけののりピザ

材料（4人分）

しいたけ…12個
プチトマト…2個
焼きのり…全形1枚
ピザ用チーズ…1カップ
万能ねぎ（小口切り）…適量

作り方

1 しいたけは軸を切り落とす。プチトマトは6等分の薄切りにする。焼きのりを手でもんで細かくする。

2 しいたけのかさの裏に焼きのりを置き、ピザ用チーズを等分にのせ、プチトマトを1切れずつのせる。

3 耐熱容器に並べ、ラップをせずに電子レンジで3分～3分30秒、チーズが溶けるまで加熱する。万能ねぎを散らす。

食べるときは?

ラップをせずに電子レンジで温め直す。

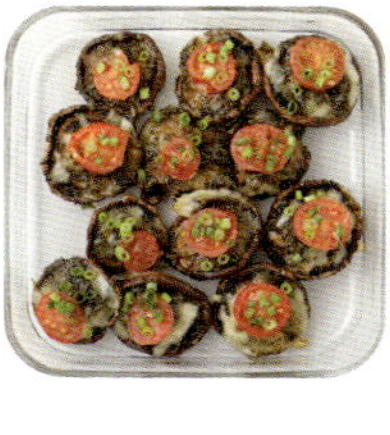

糖質オフのポイント

ピザクラストをしいたけに代えて、糖質カット。焼きのりで風味をつけるとともに食物繊維もしっかりプラス。

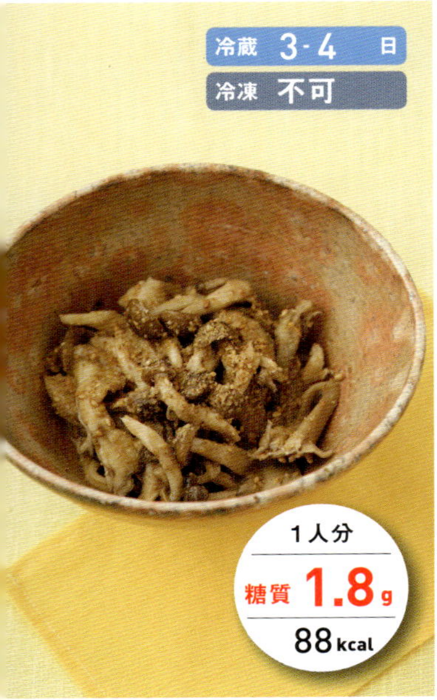

冷蔵 3-4 日
冷凍 不可

1人分
糖質 1.8g
88kcal

きのこのごまあえ

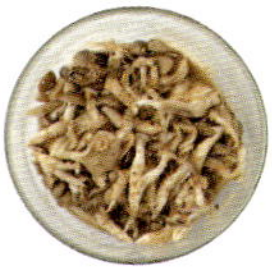

材料（4人分）

しめじ…2パック
まいたけ…1パック
A | 白練りごま…大さじ2
　| しょうゆ…大さじ1
白すりごま…大さじ2

作り方

1 しめじ、まいたけは小房に分ける。Aは合わせておく。
2 耐熱容器に1のきのこを入れ、ふんわりとラップをして電子レンジで3分加熱する。取り出してAを加えて混ぜ、白すりごまをふる。

食べるときは？

そのままか、ラップをして電子レンジで温め直す。

糖質オフのポイント きのこの中でも糖質量が低く、積極的に取り入れたいのがまいたけ。高脂質の練りごまでコクをアップ。

おかかきのこ

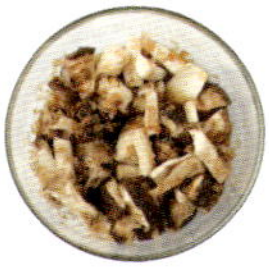

材料（4人分）

しいたけ…8個
エリンギ…4本
A | 酒…大さじ1
　| 塩…小さじ1/2
削り節…小2パック（4g）

作り方

1 しいたけは半分に切る。エリンギは長さを半分に切り、4つ割りにする。
2 耐熱容器に1、Aを入れて混ぜ、ふんわりとラップをして電子レンジで3分加熱する。取り出して削り節を加えて混ぜる。

食べるときは？

そのままか、ラップをして電子レンジで温め直す。

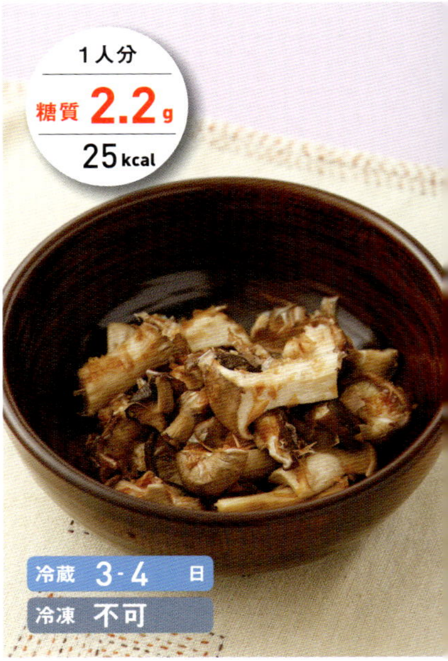

1人分
糖質 2.2g
25kcal

冷蔵 3-4 日
冷凍 不可

糖質オフのポイント シンプルな味つけに削り節でうまみを加え、満足感のある味わいに。七味唐辛子をふっても。

海藻

食物繊維のほか、ビタミンAやミネラル豊富な海藻。カロリーも低く、ダイエットに欠かせない食材。

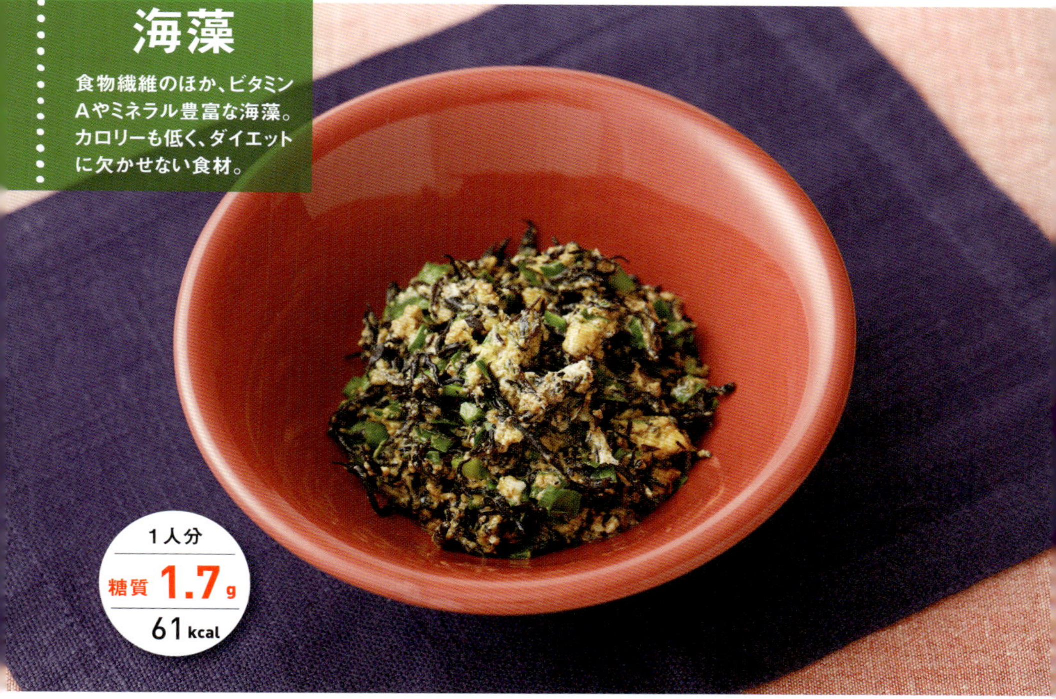

1人分
糖質 **1.7** g
61 kcal

ひじきとにらの卵とじ

冷蔵 3-4 日
冷凍 2-3 週間

材料(4人分)

芽ひじき(乾燥)…15g
にら…1束
A | 卵…2個
  | みそ…大さじ1

食べるときは?

ラップをして電子レンジで温め直す。

作り方

1 ひじきはさっと水洗いして水けをきる。にらは小口切りにする。Aの卵は溶きほぐし、みそを加えて混ぜる。
2 耐熱容器にひじきを入れ、ふんわりとラップをして、電子レンジで3分加熱する。
3 にら、Aを加えて混ぜ、ふんわりとラップをしてさらに2分加熱する。すぐに取り出して卵をほぐすようによく混ぜる。

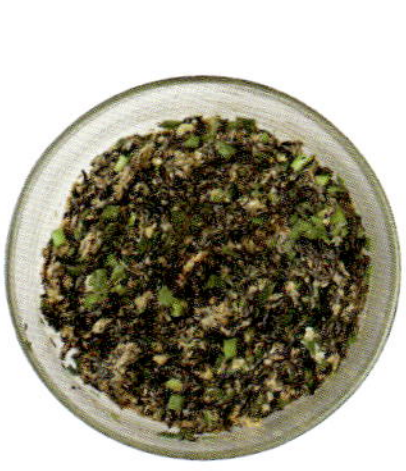

糖質オフのポイント にらのアリシンが糖質代謝を進めるビタミンB1の働きをサポート。疲労回復効果も。

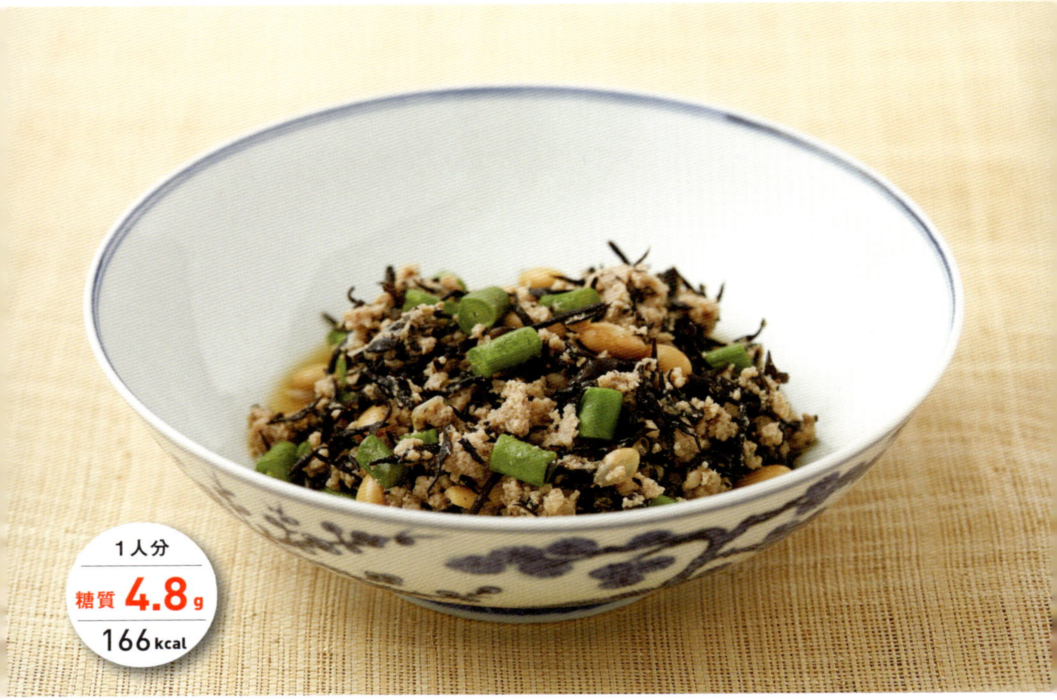

1人分
糖質 **4.8**g
166kcal

おかずひじき

冷蔵 3-4 日
冷凍 2-3 週間

材料（4人分）

芽ひじき（乾燥）…20g
豚ひき肉…200g
ゆで大豆…½缶（60g）
さやいんげん…10本
だし汁…½カップ
しょうゆ、酒…各大さじ2
砂糖…大さじ1

作り方

1 ひじきはさっと水洗いして水けをきる。いんげんは1㎝幅に切る。
2 耐熱容器にいんげん以外の材料を入れて混ぜ、ふんわりとラップをして、電子レンジで5分加熱する。そのまま3分おく。
3 いんげんを加えて混ぜ、ふんわりとラップをしてさらに5分加熱する。

食べるときは?

ラップをして電子レンジで温め直す。

※スーパー糖質オフの場合は、砂糖小さじ1を「ラカントS」小さじ1に変更。

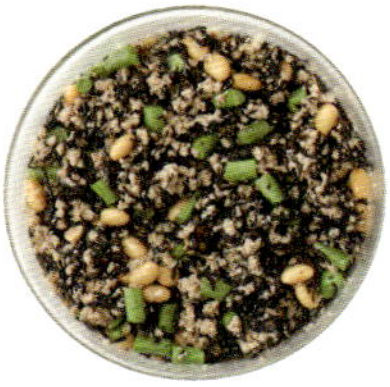

糖質オフのポイント
ひき肉や大豆を加えて食べごたえのある副菜に。食物繊維がしっかりとれるひと皿。

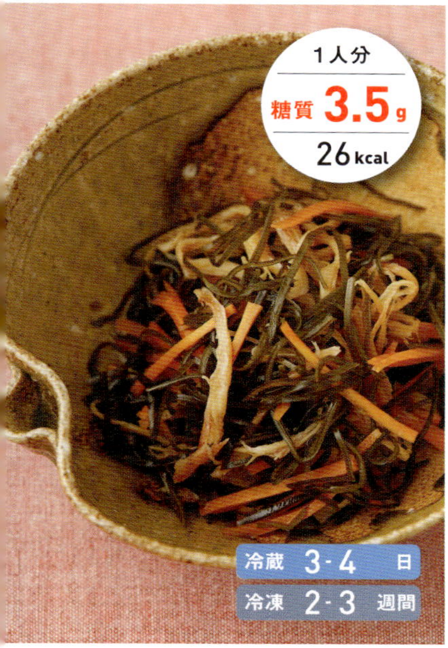
1人分
糖質 3.5g
26kcal
冷蔵 3-4 日
冷凍 2-3 週間

昆布とさきいかの松前漬け風

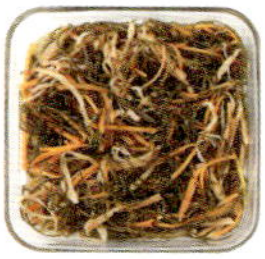

材料（4人分）

刻み昆布（乾燥）…15g
さきいか…20g
にんじん…⅓本
めんつゆ（2倍濃縮）…大さじ2
水…½カップ

食べるときは？

そのまま器に盛る。冷凍したものは自然解凍する。

作り方

1 刻み昆布、さきいかはキッチンばさみで食べやすい長さに切る。にんじんはせん切りにする。
2 耐熱容器にすべての材料を入れて混ぜ、ふんわりとラップをして、電子レンジで5分加熱する。取り出してラップで落としぶたをし、粗熱をとる。

糖質オフのポイント 手軽な刻み昆布は食物繊維が豊富だが、糖質量は多めなので注意して。

わかめとたたききゅうりの紅しょうが炒め

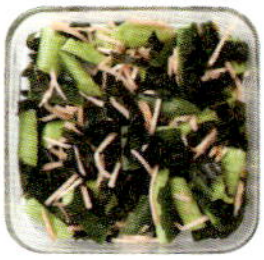

材料（4人分）

カットわかめ（乾燥）…15g
きゅうり…2本
紅しょうが…50g
ごま油…大さじ1
塩、こしょう…各少々

食べるときは？

ラップをして電子レンジで温め直す。

作り方

1 わかめは水に5分つけてもどす。きゅうりは縦半分に切ってから麺棒などでたたき、ひと口大に手で折る。
2 耐熱容器にすべての材料を入れて混ぜ、ふんわりとラップをして、電子レンジで3分加熱する。

糖質オフのポイント 紅しょうがが味の引き締め役に。体を内側から温め、代謝もアップ。

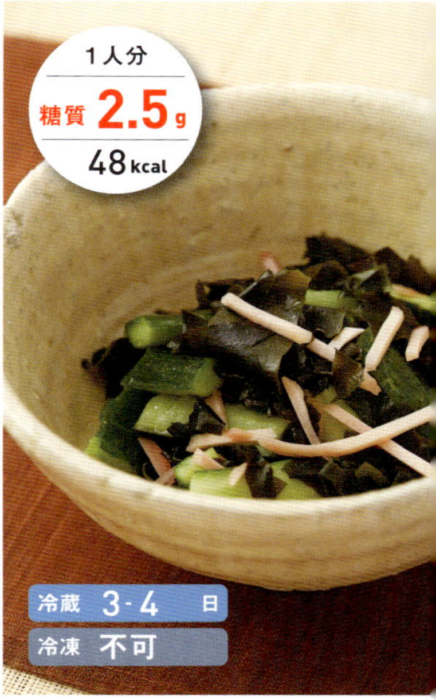
1人分
糖質 2.5g
48kcal
冷蔵 3-4 日
冷凍 不可

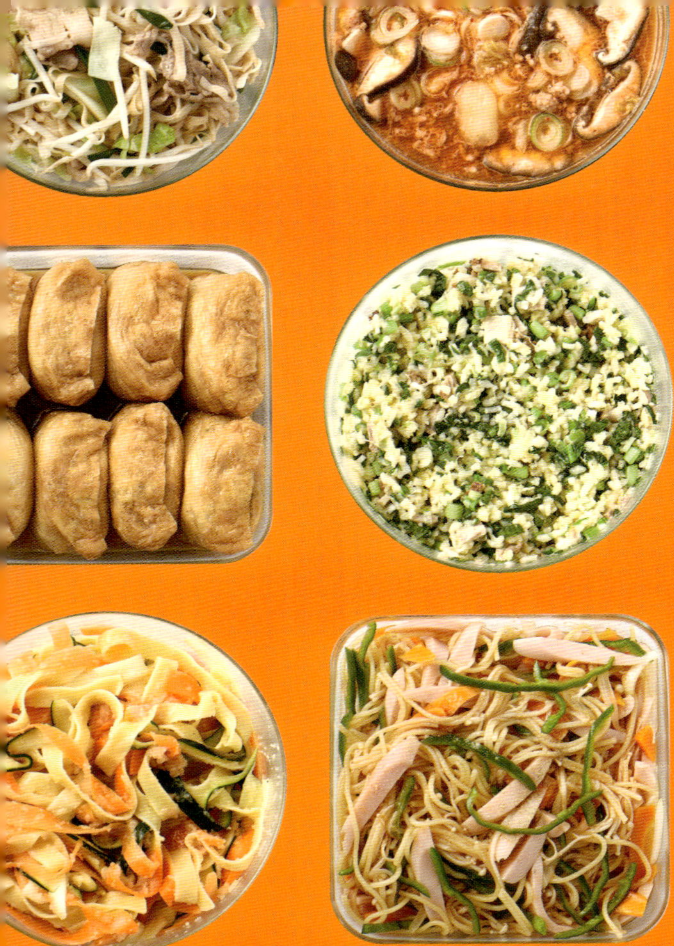

お米もパンも、麺だって食べられる！糖質オフの主食

メインおかずの**代わり**として考えよう！

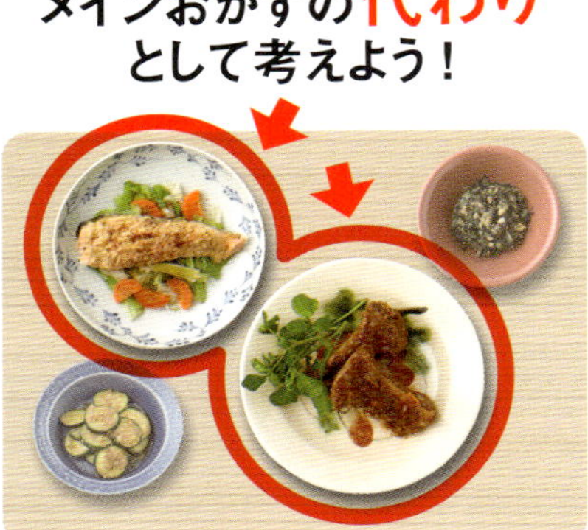

お米やパン、麺類が食べたくなったら、メインおかずの代わりに「糖質オフの主食」をどうぞ。

糖質が少ない材料でかさ増ししたレシピだから1食の糖質量は20g以下のルールが守れます。ほかのおかずをうまく選んで20g以下になるように組み合わせて。

電子レンジで糖質オフの
主食作りで活躍する食材

糖質オフダイエット中も主食はほしい！　とはいえ、ごはんやうどんを今まで通りに食べるわけにはいきません。糖質の摂取を抑えられる食材や、主食代わりになる食材を知っておけば、糖質オフ中も安心です。さらに電子レンジ調理や作りおきにも向いている食材なら、作る手間もぐっと減らせて、ラクに糖質オフできます。

作りおきでも ふやけない 玄米

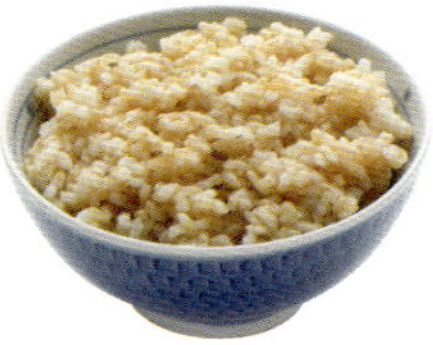

食物繊維豊富な玄米。ほかの食材と合わせ、とり過ぎに注意して上手に使いましょう。水分を吸ってもふやけてどろどろにならないから、作りおきにも向いています。

かさ増しに！ 豆腐

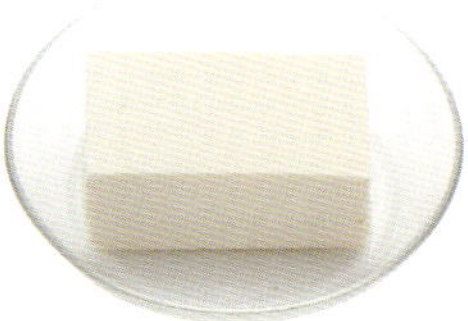

高タンパク、低糖質の豆腐は糖質オフダイエット向きの優秀食材。食べごたえがあり、腹持ちもいいので、ごはんと合わせてかさ増しするなど、主食代わりに重宝します。

麺なのに 糖質ゼロ 糖質0g麺

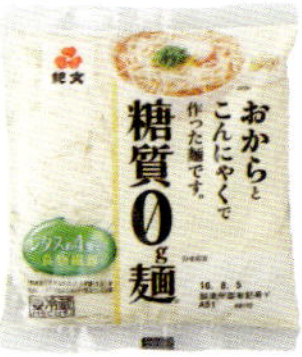

低糖質で食物繊維もとれるおからとこんにゃくで作った「糖質0g麺」（紀文食品）も各種出回っています。食物繊維を含み、水洗いだけですぐ食べられる手軽さもうれしい。

ひと手間で おいしくなる パスタ

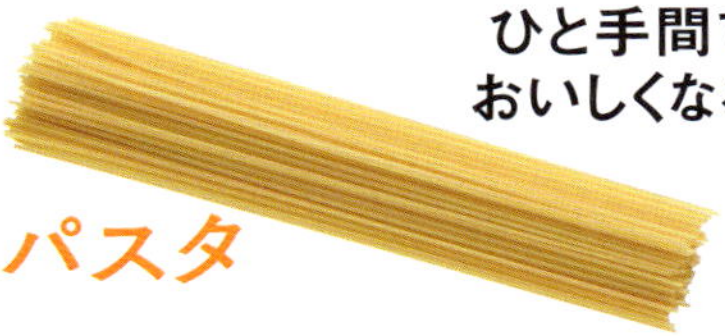

たっぷりのきのこや野菜でかさ増しをして少量にとどめれば、パスタだってOK。水に5分つけてからレンジ加熱することで、コシのあるプリプリの食感に仕上がります。

糖質オフパンの 味方！ おから

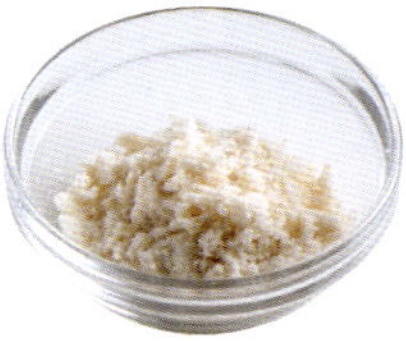

小麦粉をぐっと減量した低糖質のパン作りにも重宝なおから。ごはんと合わせてかさ増しするのもおすすめです。お腹満足、食物繊維もとれて一石二鳥。

かさを増しつつ 糖質オフ 粉チーズ

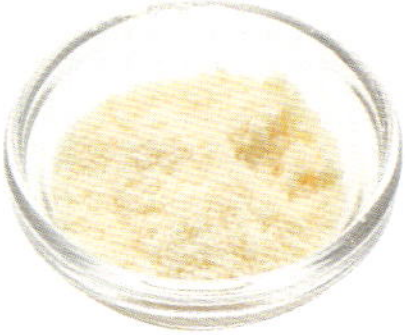

パスタやリゾットなどにたっぷりと加えれば、かさ増しになるだけでなく、コクが増して食べごたえも風味もよりアップ。豊富なカルシウムはダイエット中のイライラ対策にも。

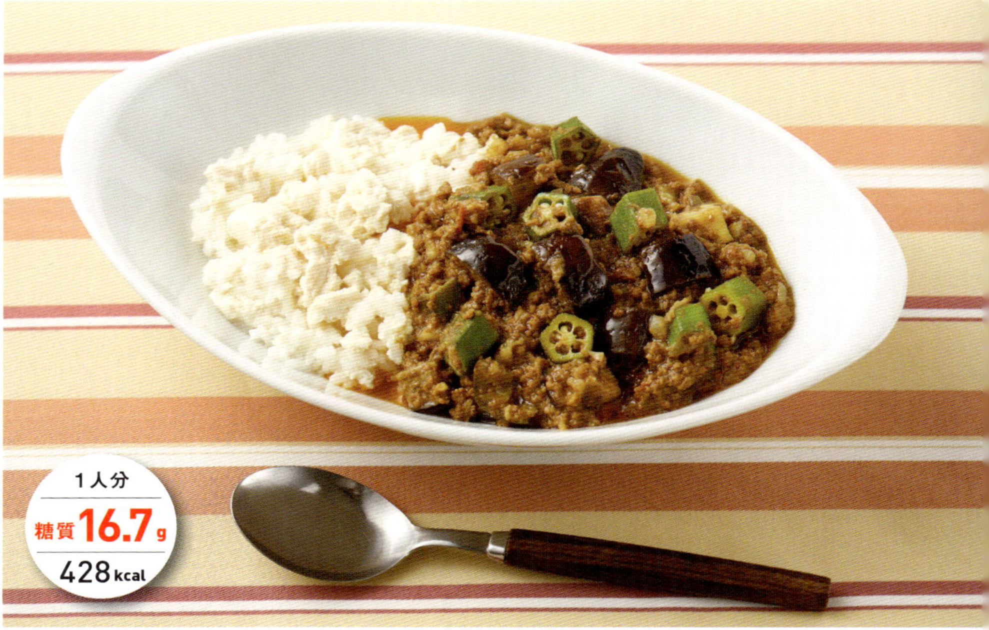

1人分
糖質 16.7g
428kcal

なすとオクラの ドライカレーと豆腐ごはん

冷蔵 3-4 日
冷凍 2-3 週間
※カレーのみ

材料（4人分）

合いびき肉…300g
なす…2個
オクラ…10本
A おろししょうが…1かけ分
おろしにんにく…1片分
トマトケチャップ…大さじ1
バター、カレー粉…各大さじ2
しょうゆ…大さじ1
塩、こしょう…各少々
ごはん…100g
豆腐（木綿）…2丁（700g）

作り方

1 なすは1㎝角に切り、水に5分さらす。オクラは1㎝幅の小口切りにする。
2 耐熱容器にひき肉、なす、Aを入れてほぐすように混ぜる。ふんわりとラップをして電子レンジで5分加熱する。そのまま3分おき、さらに5分加熱する。
3 すぐに取り出して、オクラを加えてほぐすように混ぜる。
4 耐熱容器にキッチンペーパーを2枚敷いて豆腐をのせ、ラップをせずに電子レンジで3分加熱して水きりをする。ペーパーを除いてフォークなどで細かくつぶし、ごはんを加えて混ぜ、ふんわりとラップをしてさらに3分～3分30秒加熱する。3をかける。

食べるときは?

ラップをして電子レンジで温め直す。

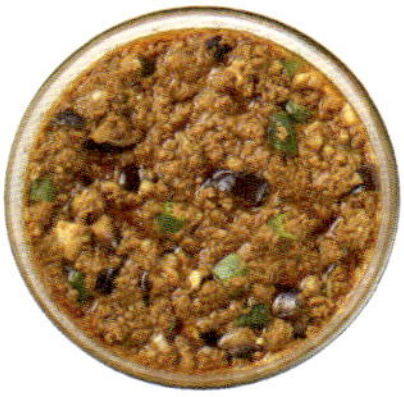

糖質オフのポイント
スパイシーなカレーで代謝をアップ。ごはんは水きりした豆腐を混ぜ、ボリュームを出しつつ糖質カット。

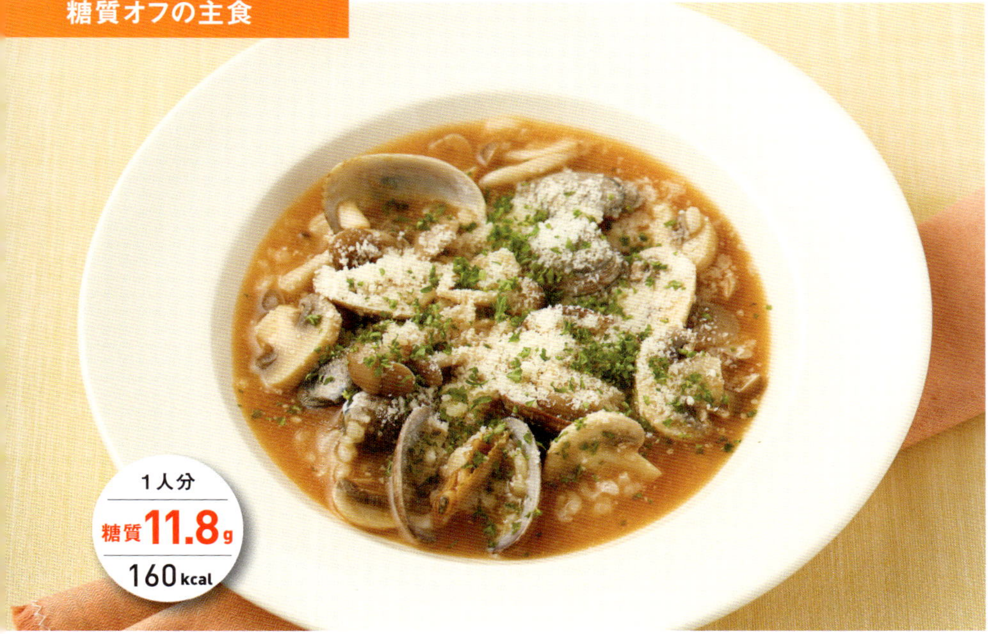

1人分
糖質11.8g
160kcal

あさりときのこの玄米リゾット

冷蔵 3-4 日
冷凍 2-3 週間

材料（4人分）

玄米ごはん…100g
あさり（殻つき）…200g
マッシュルーム…6個
しめじ…1パック
玉ねぎ…¼個
A
- トマトジュース…½カップ
- 水…1と½カップ
- 白ワイン…¼カップ
- 固形スープの素（刻む）…1個

粉チーズ…30g
バター…大さじ2
塩、こしょう…各少々

作り方

1 あさりは砂抜きをし、殻をこすり合わせて洗う。マッシュルームは5㎜幅に切る。しめじは小房に分け、玉ねぎはみじん切りにする。
2 耐熱容器にAを入れて混ぜる。玄米ごはん、1、粉チーズを加えて混ぜ、塩、こしょうで調味し、ふんわりとラップをして、電子レンジで5分加熱する。
3 そのまま3分おき、さらに5分、あさりの殻が開くまで加熱する。取り出してバターを加えて混ぜる。

食べるときは?

ラップをして電子レンジで温め直し、粉チーズ、パセリのみじん切りをふる。

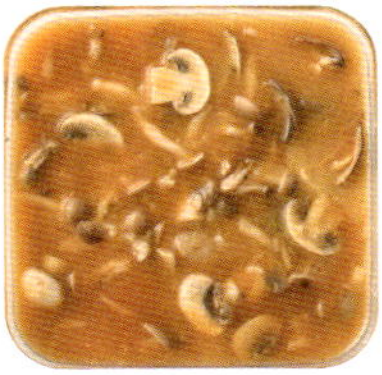

糖質オフのポイント

精白米より糖質が少なく、水分を吸ってもふやけにくい玄米ごはんを使用。バターで風味と食べごたえをアップ。

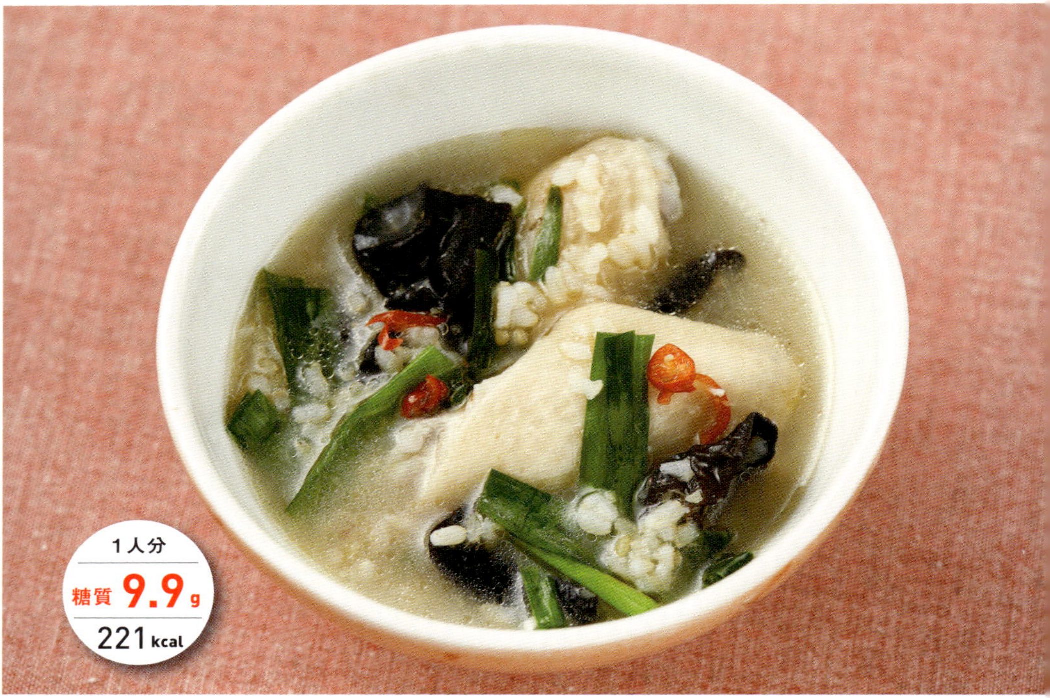

1人分
糖質 9.9g
221kcal

サムゲタン風玄米がゆ

冷蔵 3-4 日
冷凍 2-3 週間

材料（4人分）

玄米ごはん…100g
鶏手羽先…8本（400g）
きくらげ（乾燥）…10g
にら…½束
A
- おろししょうが…1かけ分
- おろしにんにく…1片分
- 赤唐辛子（小口切り）…1本
- 水…2カップ
- 鶏ガラスープの素…小さじ2
- 塩、こしょう…各少々

ごま油…大さじ1

作り方

1 にらは3cm長さに切る。
2 耐熱容器にごはん、鶏手羽、きくらげ、Aを入れて混ぜる。ふんわりとラップをして、電子レンジで5分加熱し、そのまま3分おき、さらに5分加熱する。
3 取り出してにら、ごま油を加えて混ぜる。

食べるときは?

ラップをして電子レンジで温め直す。

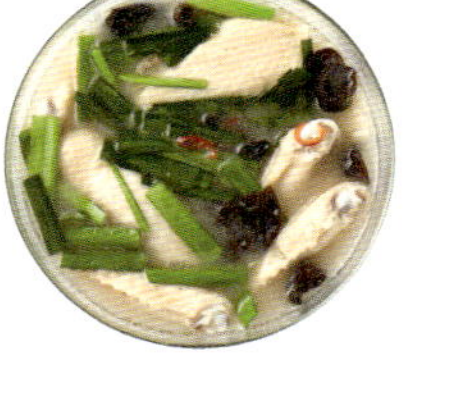

糖質オフのポイント
食べるのに時間がかかる骨つき肉は、満腹感を得やすい食材。にらのアリシンが代謝アップを促す。

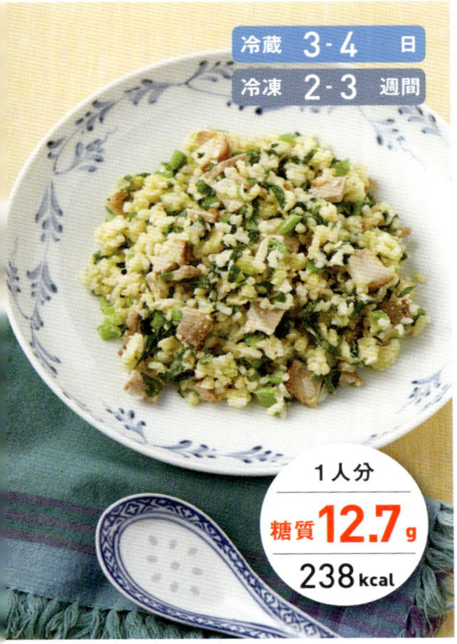

冷蔵 3-4 日
冷凍 2-3 週間
1人分
糖質12.7g
238kcal

ひすいチャーハン

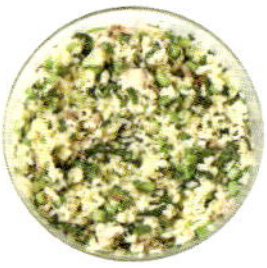

材料（4人分）

ごはん…100g
卵…4個
小松菜…½束（150g）
長ねぎ…1本
焼き豚…80g
A サラダ油…大さじ2
しょうゆ…大さじ1
鶏ガラスープの素、塩…各小さじ2
こしょう…少々

食べるときは？

ラップをして電子レンジで温め直す。

糖質オフのポイント たっぷりの小松菜でかさ増しして、少ないごはんでも満足の食べごたえに。

作り方

1 小松菜、長ねぎは青い部分も含めてみじん切りにする。焼き豚は1cm角に切る。
2 耐熱容器に卵を溶きほぐし、ごはんを加えて混ぜ、1、Aを加えて混ぜる。ふんわりとラップをして電子レンジで3分加熱する。
3 一度取り出してほぐすように混ぜ、ふんわりとラップをしてさらに3分加熱する。

おから山菜いなり

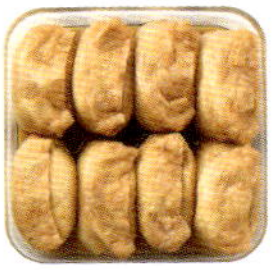

材料（8個・4人分）

油揚げ…4枚
A おから…150g
玄米ごはん…100g
山菜水煮（ぜんまい、わらびなど）…80g
ちりめんじゃこ、白いりごま…各大さじ2
B だし汁…1カップ
酢…大さじ3
しょうゆ…大さじ2
砂糖…小さじ2
塩…小さじ¼

食べるときは？

そのままか、ラップをして電子レンジで温め直す。甘酢しょうがを添えても。

糖質オフのポイント 低糖質のおからを使って、糖質量を大幅にカット！ 甘酢しょうがは砂糖が含まれているので食べすぎには注意。

作り方

1 油揚げは半分に切って袋状に開く。山菜はみじん切りにする。
2 ボウルにAを入れて混ぜ、8等分にして油揚げに詰め、油揚げの切り口を折りたたむ。
3 耐熱容器にBを入れて混ぜ、2のとじ口を下にして並べ、ふんわりとラップをして電子レンジで5分加熱する。
4 そのまま3分おいて、裏返し、ふんわりとラップをしてさらに5分加熱。そのまま粗熱をとる。

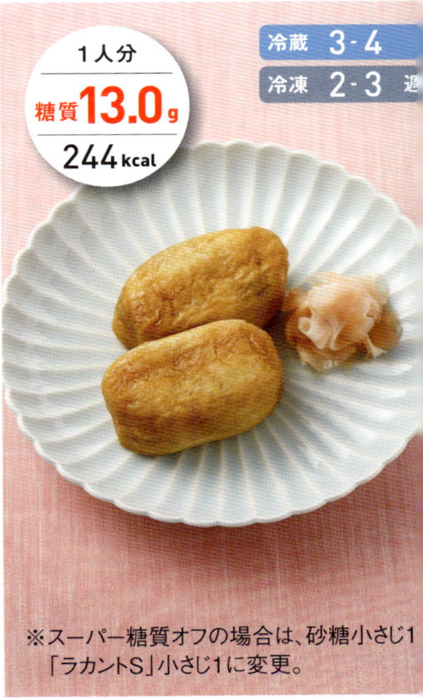

冷蔵 3-4
冷凍 2-3
1人分
糖質13.0g
244kcal

※スーパー糖質オフの場合は、砂糖小さじ1「ラカントS」小さじ1に変更。

サンラータン麺

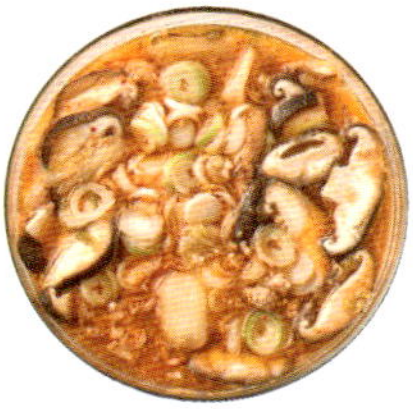

糖質オフのポイント

酢の酸味とラー油の辛みが代謝をアップ。食物繊維豊富なかみごたえのある具で満足感もバッチリ。

材料（4人分）

糖質0g麺（P101参照）…2袋（360g）
豚ひき肉…150g
白菜キムチ…200g
しいたけ…4個
ゆでたけのこ…100g
長ねぎ（小口切り）…1本

A
おろししょうが…1かけ分
おろしにんにく…1片分
水…3カップ
しょうゆ…大さじ2
酢…大さじ1
鶏ガラスープの素、ラー油…各小さじ2
塩、こしょう…各少々

作り方

1 白菜キムチはざく切り、しいたけは1cm幅、たけのこは縦半分に切ってから1cm幅のくし形切りにする。
2 耐熱容器にAを入れて混ぜ、ひき肉、1を加えてほぐすように混ぜる。ふんわりとラップをして、電子レンジで3分加熱する。
3 一度取り出してひき肉をほぐしながら混ぜる。ふんわりとラップをしてさらに3分、肉の色が変わるまで加熱し、長ねぎを加えて混ぜる。

食べるときは?

糖質0g麺（1人分½袋・90g）にスープの¼量をかけ、ふんわりとラップをして電子レンジで1人分につき2分30秒〜3分加熱する。

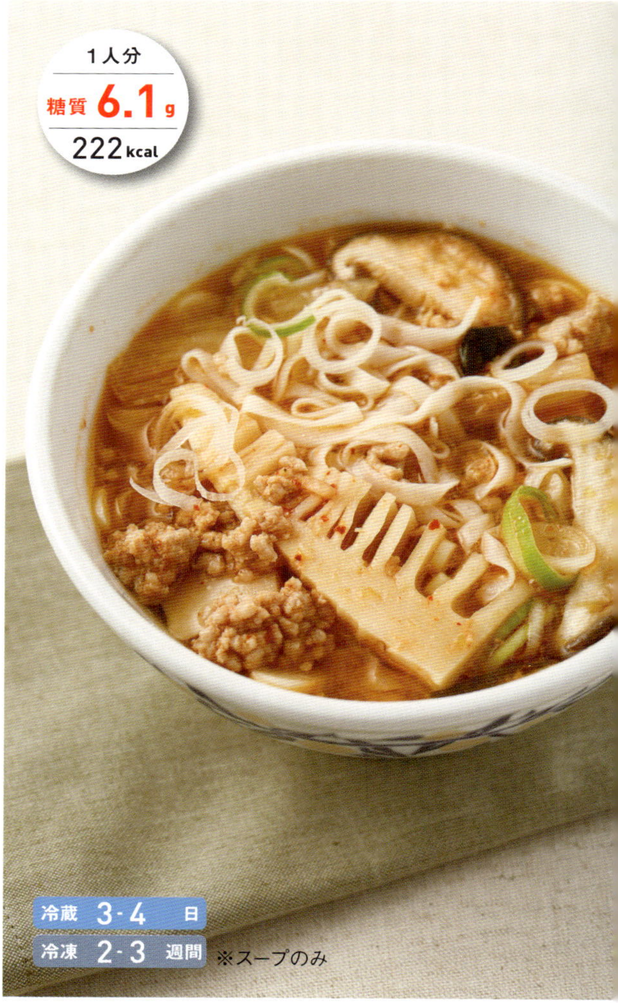
1人分
糖質 6.1g
222kcal
冷蔵 3-4 日
冷凍 2-3 週間
※スープのみ

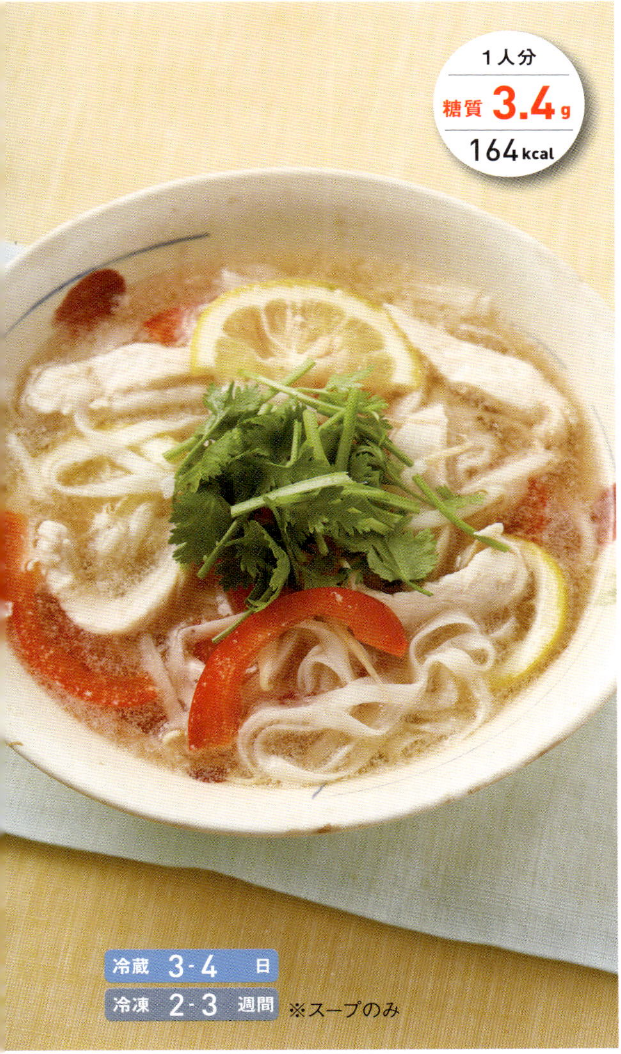

1人分
糖質 3.4g
164kcal
冷蔵 3-4 日
冷凍 2-3 週間 ※スープのみ

鶏肉のフォー

材料（4人分）

糖質0g麺（P101参照）…2袋（360g）
鶏ささみ…4本（180g）
パプリカ（赤）…1個
もやし…½袋
レモン（ノーワックスのもの）…½個
にんにく（薄切り）…1片
A 赤唐辛子（小口切り）…1本
水…3カップ
ナンプラー…大さじ3
鶏ガラスープの素、ごま油…各小さじ2
塩、こしょう…各少々

作り方

1 ささみはそぎ切り、パプリカは食べやすい長さの細切り、レモンは薄い半月切りにする。
2 耐熱容器にAを入れて混ぜ、1、にんにくを加えて混ぜる。ふんわりとラップをして、電子レンジで3分加熱する。
3 一度取り出してもやしを加えて混ぜ、ふんわりとラップをしてさらに3分加熱する。

食べるときは?

糖質0g麺（1人分½袋・90g）にスープの¼量をかけ、ふんわりとラップをして電子レンジで1人分につき2分30秒～3分加熱する。刻んだ香菜を添える。

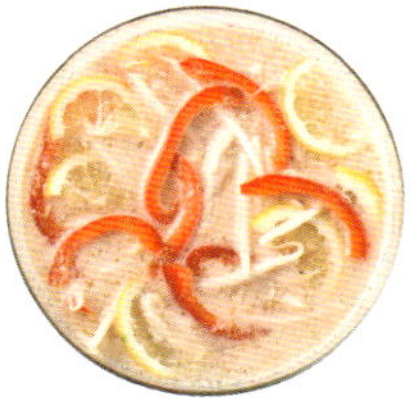

糖質オフのポイント もやし、ささみはほぼ糖質ゼロのおすすめ食材。レモンのクエン酸はエネルギー代謝を促進する。

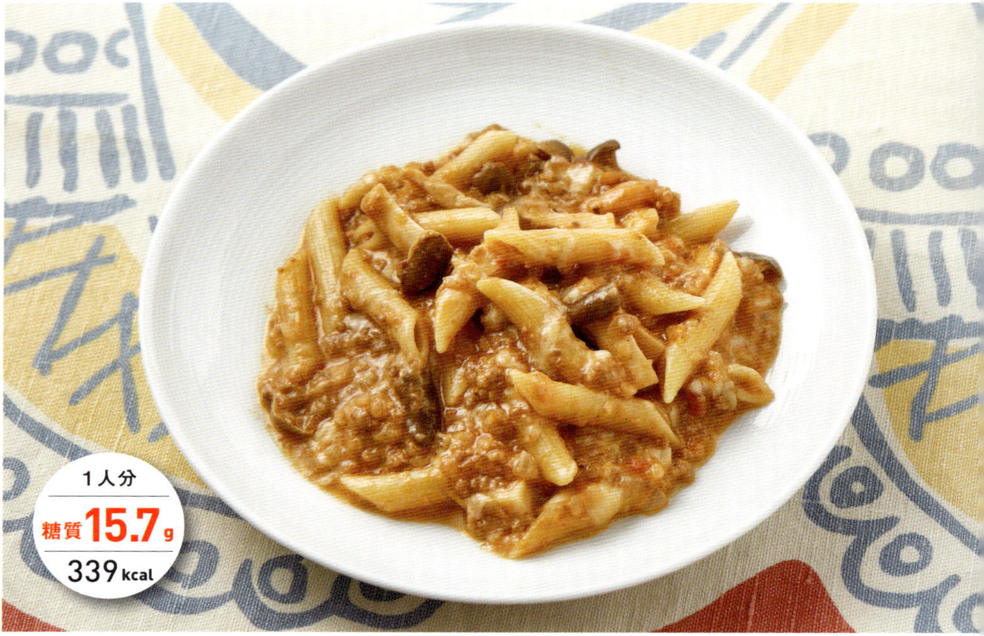

ミートチーズペンネ

冷蔵 3-4 日
冷凍 2-3 週間

材料（4人分）

ペンネ（ゆで時間13分）…65g
合いびき肉…300g
エリンギ…4本
A　おろしにんにく…1片分
　トマトジュース（100%・無塩）…1カップ
　オリーブオイル…小さじ2
　塩…小さじ½
　こしょう…少々
ピザ用チーズ…40g
バター…大さじ1

食べるときは?

ラップをして電子レンジで温め直す。

作り方

1 ペンネはたっぷりの水に5分つけてから水けをきる。エリンギは長さを半分に切って、縦4〜6つ割りにする。
2 耐熱容器にひき肉、1、Aを入れてほぐすように混ぜる。ふんわりとラップをして電子レンジで5分加熱し、そのまま3分おく。
3 一度取り出してひき肉をほぐすように混ぜ、ふんわりとラップをしてさらに5分加熱する。そのまま3分おき、さらに5分〜5分30秒、ペンネがやわらかくなるまで加熱する。
4 ピザ用チーズ、バターを加えてほぐすように混ぜる。

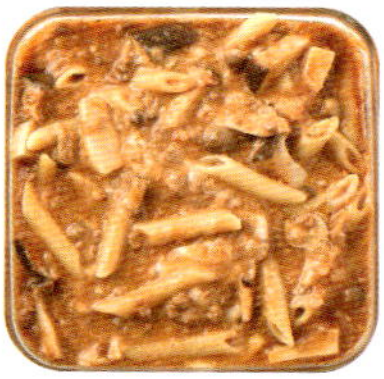

糖質オフのポイント　具材感のあるミートソースにチーズ、バターでコクをプラス。パスタの量が少なくても食べごたえあり。

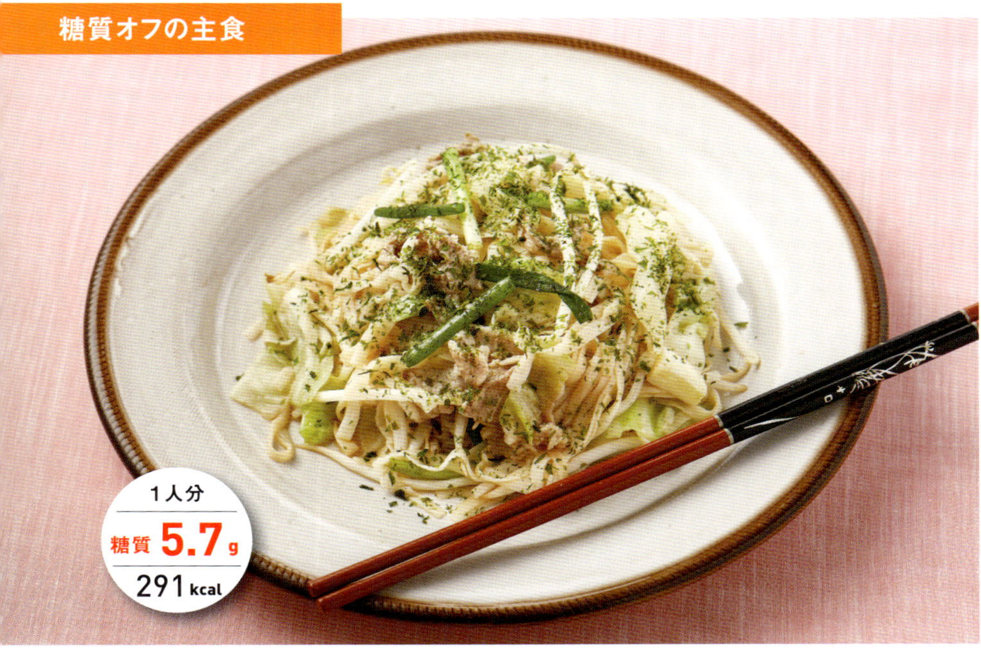

1人分
糖質 5.7g
291kcal

ソース焼きそば

冷蔵 3-4日
冷凍 不可

材料（4人分）

糖質0g麺（P101参照）…2袋（360g）
豚こま切れ肉…200g
キャベツ…4枚
もやし…½袋
万能ねぎ…4本
A オイスターソース、ウスターソース、サラダ油…各大さじ2
塩、こしょう…各少々

食べるときは？

ラップをして電子レンジで温め直し、青のりをふる。

作り方

1 糖質0g麺は水洗いして水けをきる。キャベツはざく切り、万能ねぎは5cm長さに切る。
2 耐熱容器に豚肉、キャベツ、もやしを入れて混ぜる。ふんわりとラップをして、肉の色が変わるまで電子レンジで5分加熱する。
3 一度取り出して水けをきり、麺、万能ねぎ、合わせたAを加えて混ぜ、塩、こしょうで調味する。ふんわりとラップをしてさらに3分加熱する。

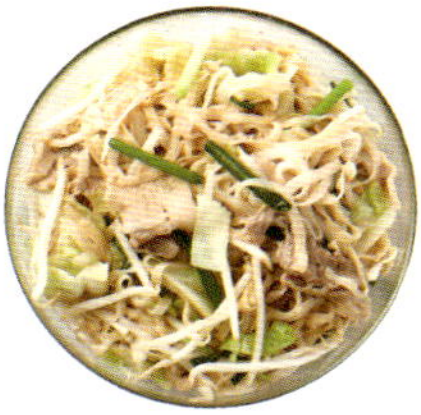

糖質オフのポイント
糖質0g麺を使うことで、そのぶん オイスターソースなどでコクのある味つけが可能に。

スパゲッティナポリタン

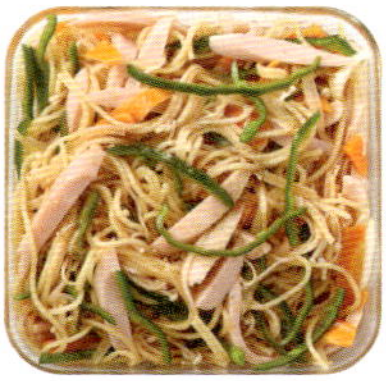

材料（4人分）

スパゲッティ（1.6mm・ゆで時間8分）
…50g
魚肉ソーセージ…1本（70g）
えのきだけ…2袋
ピーマン…1個
にんじん…½本

A
固形コンソメ（刻む）…1個
トマトジュース…1カップ
トマトケチャップ…大さじ6
オリーブオイル…大さじ1
塩…小さじ½
こしょう…少々

作り方

1 スパゲッティは2〜3等分に折り、たっぷりの水に5分つけてから水けをきる。魚肉ソーセージは縦半分に切ってから5mm幅の斜め切り、えのきはほぐす。ピーマンは縦半分に切ってから横に細切り、玉ねぎは薄切り、にんじんは縦半分に切ってから斜め薄切りにする。

2 耐熱容器に、1とAを入れて混ぜる。ふんわりとラップをして、電子レンジで5分加熱し、そのまま3分おく。

3 一度取り出して混ぜ、ふんわりとラップをしてさらに5分〜5分30秒、スパゲッティがやわらかくなるまで加熱する。

食べるときは?

ラップをして電子レンジで温め直し、粉チーズをふる。

糖質オフのポイント たっぷりのえのきだけがパスタを増量。食物繊維もたっぷりとれる。

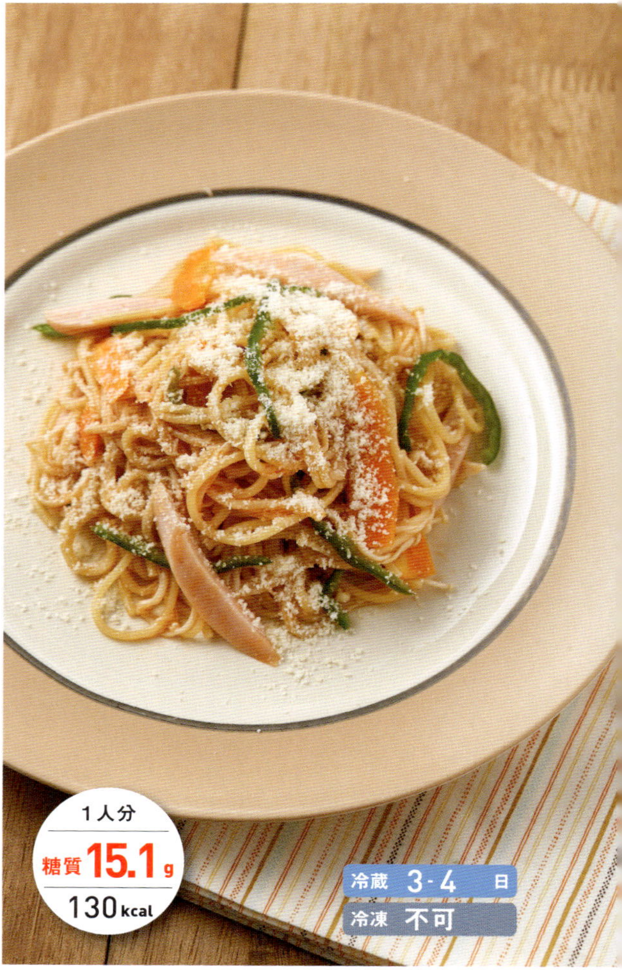
1人分
糖質 15.1 g
130 kcal
冷蔵 3-4 日
冷凍 不可

たらこバターの
フェットチーネ

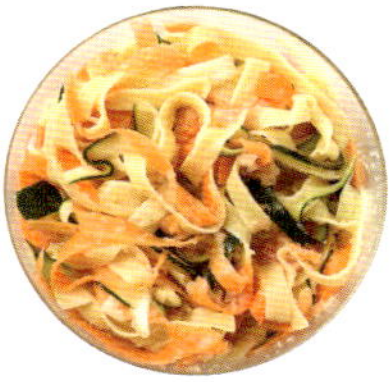

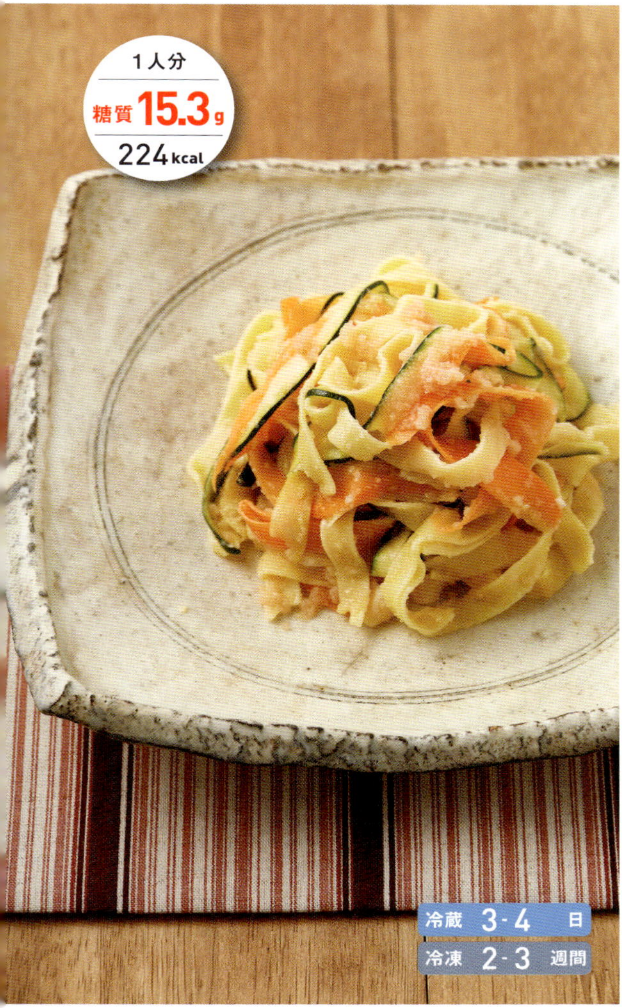
1人分
糖質15.3g
224kcal
冷蔵 3-4 日
冷凍 2-3 週間

材料（4人分）

フェットチーネ（ゆで時間7分）…70g
ズッキーニ…1本
にんじん…1本
たらこ…大1腹（100g）
A　水…1カップ
　オリーブオイル…大さじ1
　塩…小さじ½
　こしょう…少々
バター…大さじ3

作り方

1 フェットチーネは2〜3等分に折り、たっぷりの水に5分つけてから水けをきる。ズッキーニ、にんじんはピーラーで1㎝幅のリボン状にする。たらこは皮を除く。
2 耐熱容器に、たらこ以外の1とAを入れて混ぜる。ふんわりとラップをして、電子レンジで5分加熱し、そのまま3分おく。
3 一度取り出して混ぜ、ふんわりとラップをしてさらに4分〜4分30秒、フェットチーネがやわらかくなるまで加熱する。たらこ、バターを加えて混ぜる。

食べるときは?

ラップをして電子レンジで温め直す。

糖質オフのポイント　野菜をリボン状にして平打ち麺に見立て、ボリュームアップ。低糖質のたらことバターをソースに。

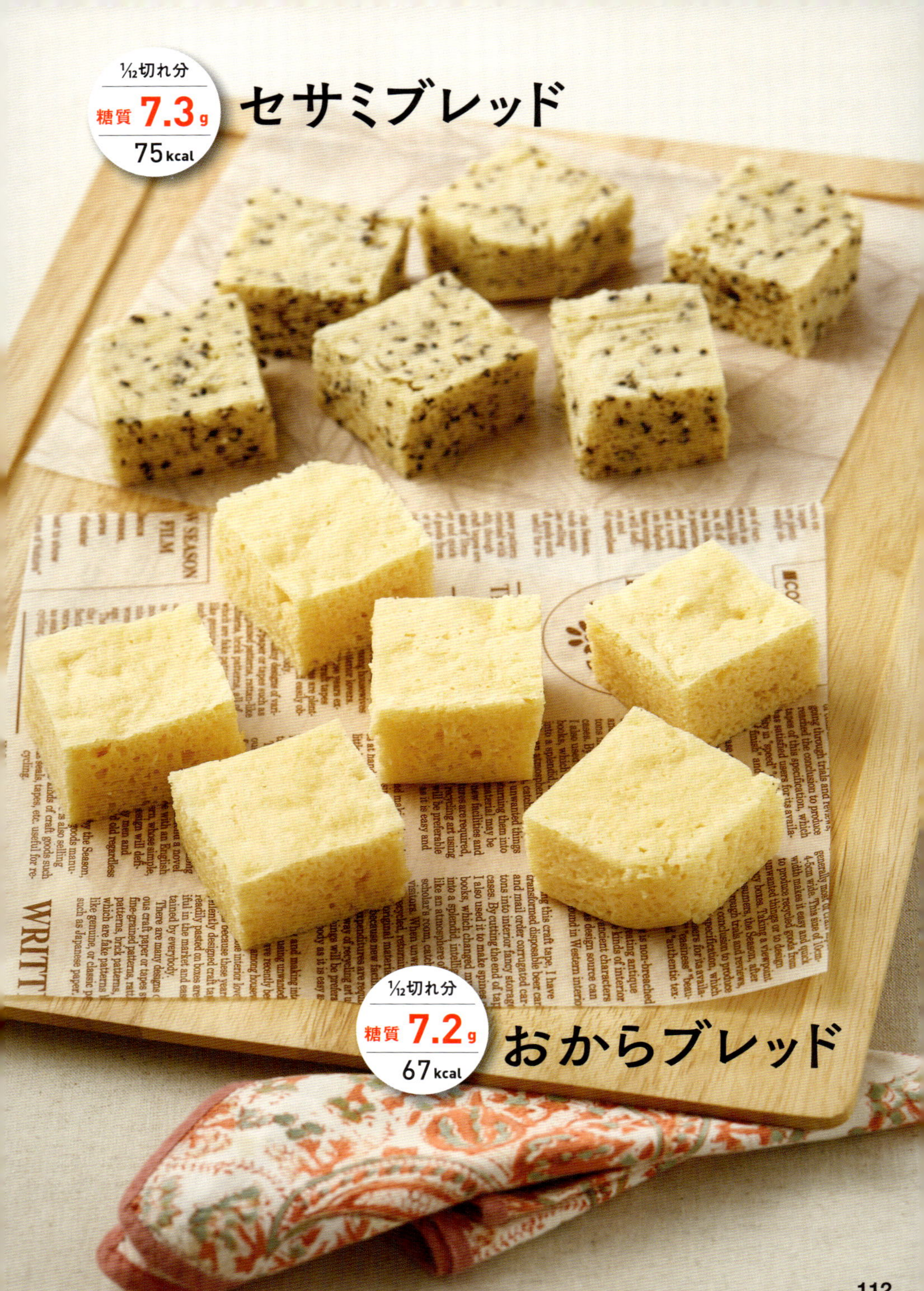

1/12切れ分
糖質 7.3 g
75 kcal

セサミブレッド

1/12切れ分
糖質 7.2 g
67 kcal

おからブレッド

おからブレッド

冷蔵 3-4 日
冷凍 2-3 週間

材料（18cm角・12切れ分）

小麦粉…100g
ベーキングパウダー…大さじ1
塩…ひとつまみ
卵…2個
A おから…80g
　プレーンヨーグルト（無糖）…50g
　サラダ油、はちみつ
　　…各大さじ1

作り方

1 小麦粉、ベーキングパウダー、塩は合わせてふるう。
2 ボウルに卵を割り入れ、泡立て器で溶きほぐし、Aを加えて泡立て器でさらによく混ぜる。1を3回に分けて加え、そのつどゴムベラでさっくりと混ぜる。
3 18.5cm角の耐熱容器の底にオーブンシートを敷き、2を流し入れ、表面を平らにする。ふんわりとラップをして、電子レンジで4分加熱し、そのまま3分おく*。容器からはずして網にのせて粗熱をとり、12等分に切る。

*竹串を刺してみて生地がついてくるようなら、さらに30秒ずつ、様子をみながら加熱する。

食べるときは？

ラップをして電子レンジか、そのままオーブントースターで温め直す。

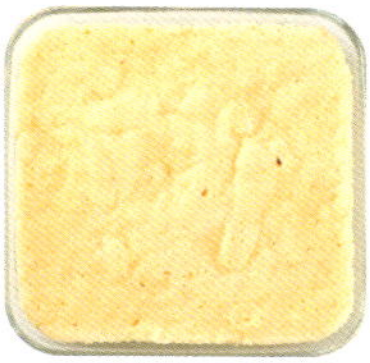

糖質オフのポイント おからをたっぷり混ぜ込んで小麦粉の量をぐっと減量。食物繊維の補給源にも。

セサミブレッド

冷蔵 3-4 日
冷凍 2-3 週間

材料（18cm角・12切れ分）

小麦粉…100g
ベーキングパウダー…大さじ1
塩…ひとつまみ
卵…2個
A おから…80g
　プレーンヨーグルト（無糖）
　　…50g
　サラダ油、はちみつ
　　…各大さじ1
　黒いりごま…大さじ2強（20g）

作り方

おからブレッドの作り方を参照

食べるときは？

ラップをして電子レンジか、そのままオーブントースターで温め直す。

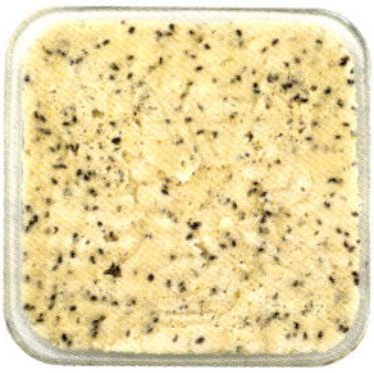

糖質オフのポイント 血糖値を抑えるごまをプラスして、アクセントに。ごまの代わりに刻んだナッツを加えてもおいしい。

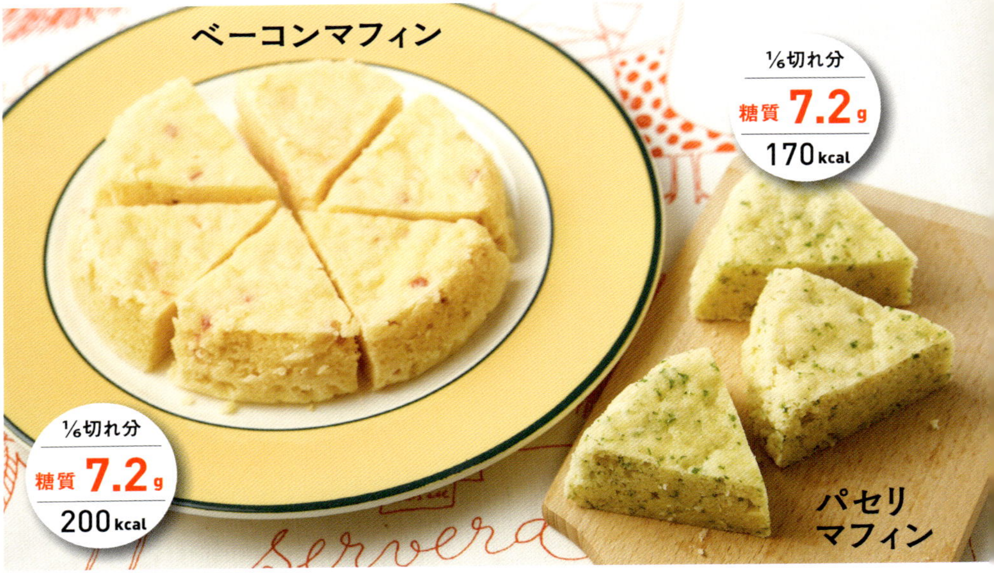
ベーコンマフィン
1/6切れ分
糖質 7.2g
200kcal
1/6切れ分
糖質 7.2g
170kcal
パセリ
マフィン

ベーコンマフィン

冷蔵 3-4 日
冷凍 2-3 週間

材料（直径17cm1個分・6切れ分）

A 小麦粉…50g
　粉チーズ…20g
　アーモンドプードル…30g
　ベーキングパウダー…小さじ2

卵…1個

B バター…50g
　ベーコン（粗く刻む）…3枚
　おから…50g
　牛乳…大さじ4
　塩、こしょう…各少々

食べるときは？

そのままか、またはラップをして電子レンジかオーブントースターで温め直す。

作り方

1 Aは合わせてふるう。小さめの耐熱容器にBのバターを入れ、ラップをせずに電子レンジで30秒加熱して溶かす。

2 ボウルに卵を割り入れ、泡立て器で溶きほぐし、Bを加えて泡立て器でさらによく混ぜる。ふるったAを3回に分けて加え、そのつどゴムベラでさっくりと混ぜる。

3 直径18cmの耐熱容器の底にオーブンシートを敷き、2を流し入れ、表面を平らにする。ふんわりとラップをして、電子レンジで3分30秒加熱し、そのまま3分おく*。容器からはずして網にのせて粗熱をとり、6等分に切る。

*竹串を刺してみて生地がついてくるようなら、さらに30秒ずつ、様子をみながら加熱する。

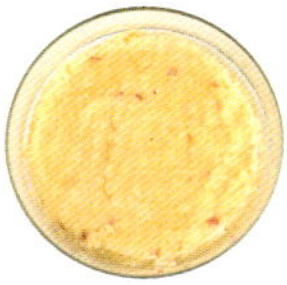

糖質オフのポイント 低糖質の粉チーズとアーモンドプードル、おからを加えて小麦粉の使用量を抑える。

パセリマフィン

作り方はベーコンマフィンを参照。ベーコンの代わりに「パセリのみじん切り　大さじ3」を加える。

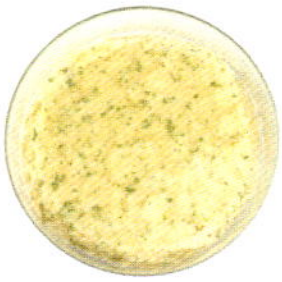

糖質オフのポイント ベーコンの代わりに糖質量ゼロのパセリを加えて味わいに変化をつける。

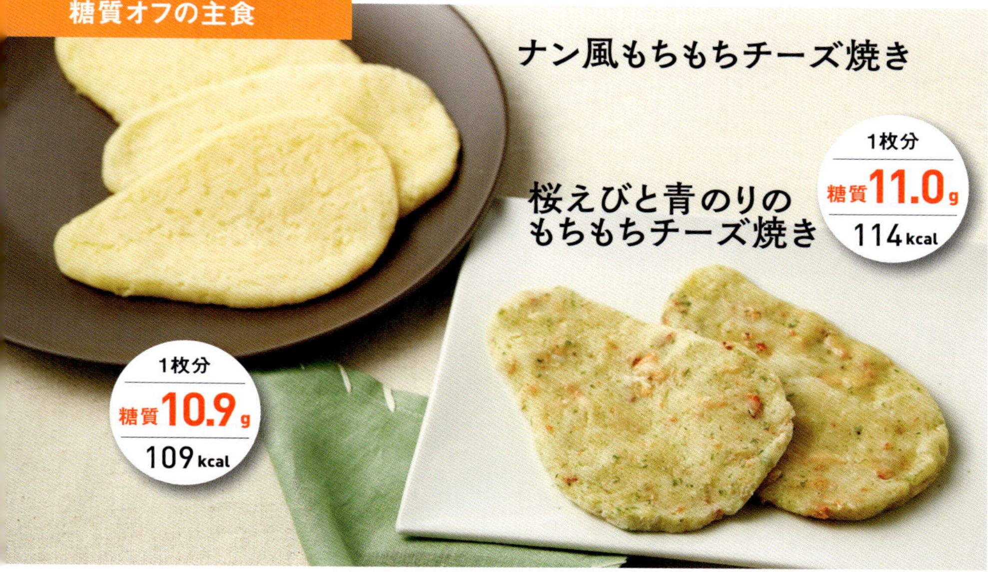
ナン風もちもちチーズ焼き
1枚分
糖質10.9g
109kcal
桜えびと青のりの
もちもちチーズ焼き
1枚分
糖質11.0g
114kcal

ナン風もちもちチーズ焼き

冷蔵 3-4 日
冷凍 2-3 週間

材料(8cm長さ・8枚分)

白玉粉…100g
豆乳(無調整)…½カップ
ベーキングパウダー…小さじ1
おから…100g
ピザ用チーズ…80g
塩、こしょう…各少々

作り方

1 ボウルに白玉粉、豆乳を入れ、ダマをつぶしながら手で混ぜる。ほかの材料をすべて加えてひとまとめにする。8等分にして丸め、1cm厚さのしずく形にのばす。
2 耐熱皿にオーブンシートを敷き、1を4枚並べ、ふんわりとラップをして、電子レンジで2分30秒加熱する。そのまま3分おく*。容器からはずして網にのせ、粗熱をとる。残りも同様に加熱する。

*竹串を刺してみて生地がついてくるようなら、さらに30秒ずつ、様子をみながら加熱する。

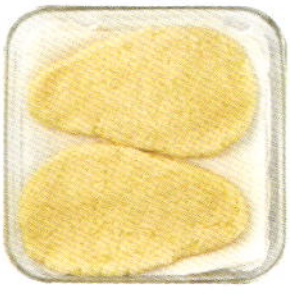

食べるときは?

ラップをして電子レンジか、そのままオーブントースターで温め直す。

糖質オフのポイント おからとチーズをたっぷり混ぜ込んだポンテケージョ風。どんなおかずにも合わせやすいプレーンタイプ。

桜えびと青のりのもちもちチーズ焼き

作り方はナン風もちもちチーズ焼きを参照。材料に「桜えび(乾燥)大さじ3」「青のり 大さじ1」を加える。

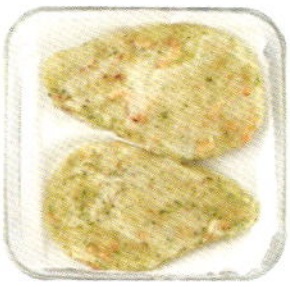

糖質オフのポイント 桜えび、青のりともに糖質ゼロ食材。糖質量を増やさずに味違いが楽しめる。

混ぜるだけで1品追加！

**作りおきおかずのほかに、サラダやあえものなど
冷たい1品をプラスすると、食事にメリハリがついて、満足度がぐっと上がります。
どれも切って混ぜるだけの簡単レシピなので、上手に組み合わせて、
楽しみながら糖質オフを実現しましょう。**

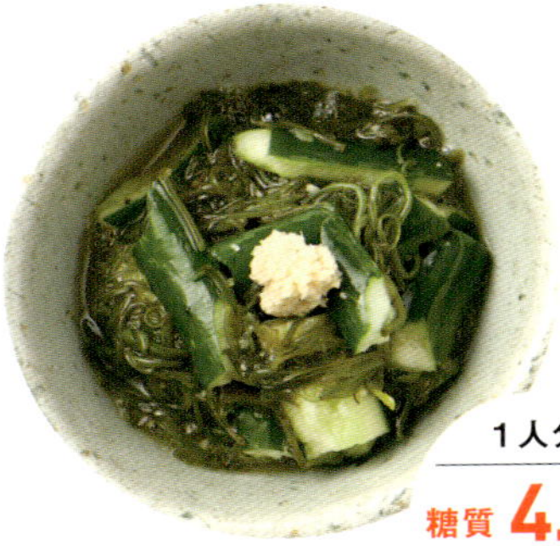

1人分
糖質 **4.6**g
55kcal

たたききゅうりのめかぶポン酢

材料（2人分）

きゅうり…1本
めかぶ…小1パック（75g）
ポン酢じょうゆ…大さじ1
おろししょうが…⅓かけ分

作り方

1 きゅうりは縦半分に切ってから麺棒などでたたき、ひと口大に割る。
2 ボウルに1、めかぶとポン酢じょうゆを入れて混ぜる。器に盛り、おろししょうがを添える。

糖質オフのポイント きゅうりはかみごたえがあり、食べ過ぎを防止。低糖質のめかぶと合わせて食物繊維も補給。

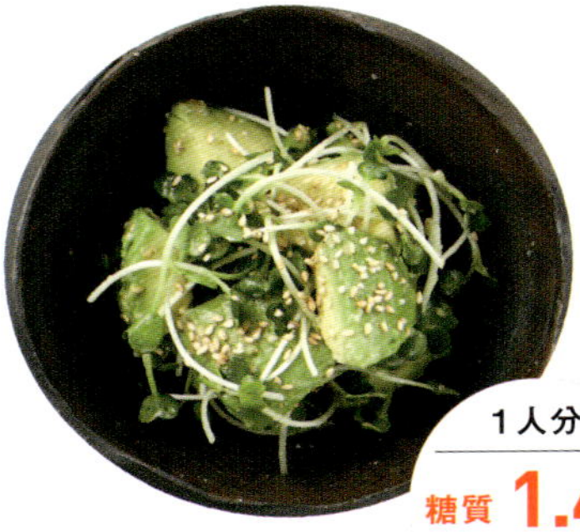

1人分
糖質 **1.4**g
258kcal

アボカドと貝割れのナムル

材料（2人分）

アボカド…1個
貝割れ…½パック
A | 白すりごま、ごま油…各大さじ1
　| しょうゆ…小さじ1
　| 塩、こしょう…各少々

作り方

1 アボカドは2cm角に切る。
2 ボウルに1と貝割れを入れ、Aであえる。

糖質オフのポイント 高カロリーのアボカドも意外に低糖質。こっくり味で食べごたえがある。

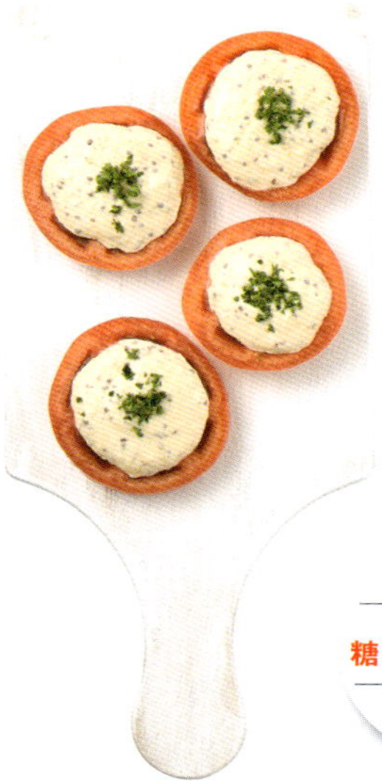

1人分
糖質 3.0g
90kcal

トマトの チーズカナッペ

材料（2人分）

トマト…1個
A｜粉チーズ…大さじ2
　｜マヨネーズ…大さじ1
　｜塩、こしょう…各少々
パセリのみじん切り…少々

作り方

1 トマトは横に1㎝厚さに切る。
2 Aを合わせてトマトにのせ、パセリをふる。

糖質オフのポイント 高カロリーのマヨネーズも、糖質オフの優秀な調味料。低糖質の粉チーズを混ぜておいしいソースに。

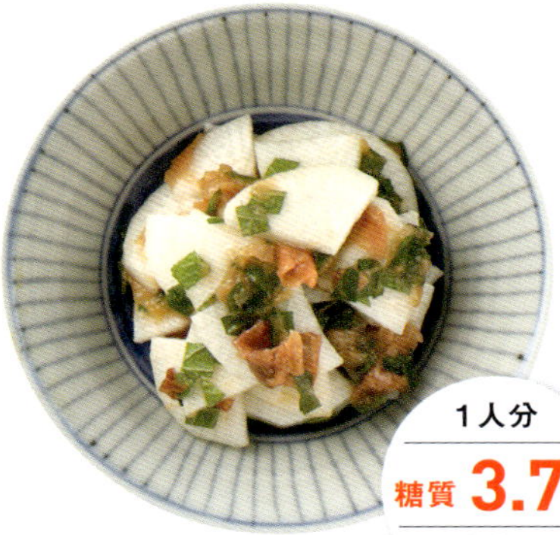

1人分
糖質 3.7g
22kcal

大根の 梅じそあえ

材料（2人分）

大根…5㎝
梅干し…2個
青じそ…3枚

作り方

1 大根は皮をむき、薄いいちょう切りにする。梅干しは種をとってちぎる。青じそは粗く刻む。
2 ボウルに1を入れてあえる。

糖質オフのポイント 梅干しの酸味、青じその香りで、調味料なしでも満足のひと皿に。

混ぜるだけで1品追加!

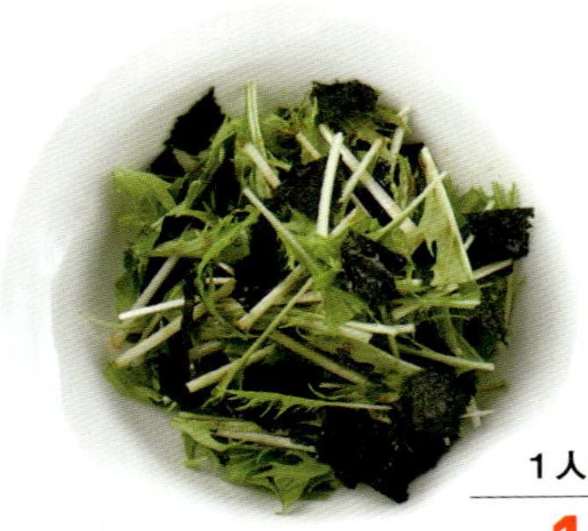

1人分
糖質 1.8g
43kcal

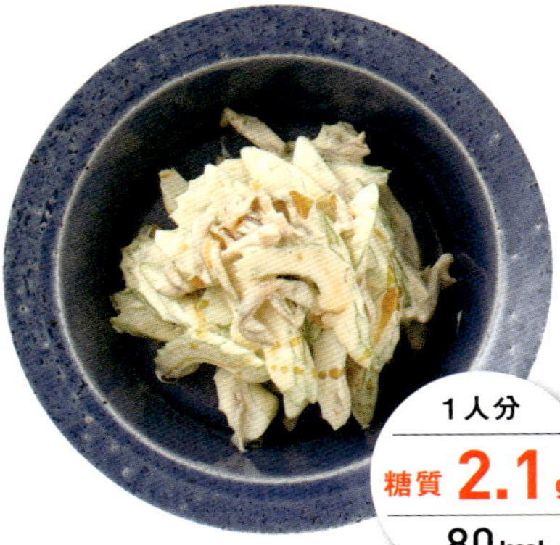

1人分
糖質 2.1g
80kcal

水菜とのりの韓国風サラダ

材料(2人分)

水菜…2株
韓国のり…4枚
A | しょうゆ…小さじ2
  | 酢、ごま油…大さじ½
  | 砂糖、塩、こしょう…各少々

※スーパー糖質オフの場合は、砂糖少々を「ラカントS」少々に変更。

作り方

1 水菜は3〜4㎝長さに切る。韓国のりはひと口大にちぎる。
2 ボウルにAを合わせ、1を加えてあえる。

糖質オフのポイント のりなど海藻類は低糖質なだけでなく、食物繊維が豊富で血糖値の上昇を防ぐ。

セロリとザーサイのピリ辛サラダ

材料(2人分)

セロリ…1本
味つけザーサイ…⅓びん(30g)
A | マヨネーズ…大さじ1
  | 酢…大さじ½
  | ラー油…小さじ1
  | 塩、こしょう…各少々

作り方

1 セロリは斜め薄切り、ザーサイはせん切りにする。
2 ボウルに1を入れ、Aを加えてあえる。

糖質オフのポイント 少量でも高カロリーのラー油は糖質ゼロ。辛みとコクをプラスしてパンチのある味に。

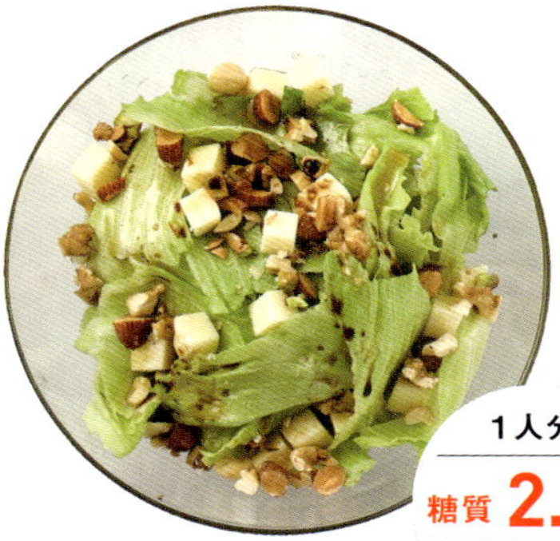

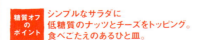

1人分
糖質 2.9g
203kcal

レタス、チーズ、ナッツのイタリアンサラダ

材料（2人分）

レタス…3枚
プロセスチーズ…1cm厚さ2枚
ミックスナッツ…30g
A｜アンチョビ（みじん切り）…1切れ
｜おろしにんにく…小さじ¼
｜バルサミコ酢（または酢）…大さじ1
｜オリーブオイル…大さじ½
｜塩、こしょう…各少々

作り方

1 レタスは食べやすくちぎる。チーズは1cm角に切る。ナッツは粗く刻む。
2 ボウルにAを合わせ、1を加えてあえる。

糖質オフのポイント シンプルなサラダに低糖質のナッツとチーズをトッピング。食べごたえのあるひと皿。

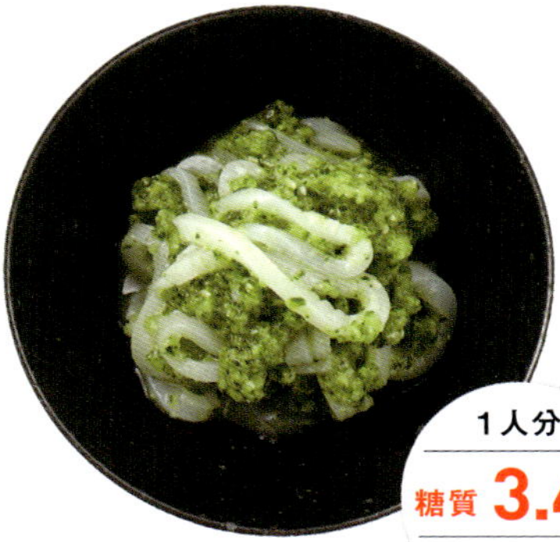

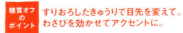

1人分
糖質 3.4g
69kcal

いかそうめんのひすいあえ

材料（2人分）

いかそうめん…120g
A｜きゅうり…1本
｜酢…大さじ1
｜砂糖…大さじ½
｜塩、おろしわさび…各小さじ¼

作り方

1 Aのきゅうりはすりおろしてざるに上げ、半量くらいになるまで水けをきる。
2 ボウルにAを合わせ、いかを加えてあえる。

糖質オフのポイント すりおろしたきゅうりで目先を変えて。わさびを効かせてアクセントに。

よく食べるものの糖質量リスト

（2016年7月 高雄病院提供）

ふだんよく食べる食材の100gあたりの糖質量を少ないものから順に並べています。また、およそ1食分の重量（＝常用量）とその糖質量、熱量、そして目安も併記しました。毎日の献立に役立ててください。

＊表中の「小」は小さじ（小1＝5mL）、「大」は大さじ（大1＝15mL）、「C」はカップ（1C＝200mL）です。

食品名	100g当たり 糖質量（g）	常用量（g）	糖質量（g）	熱量（kcal）	目安	備考
ごはん・もち・パン・めん						
うどん（ゆで）	20.8	250	52	263	1玉	
そば（ゆで）	24	170	40.8	224	1玉	小麦粉65%
玄米ごはん	34.2	150	51.3	248	1膳	
胚芽玄米ごはん	35.6	150	53.4	251	1膳	
精白米ごはん	36.8	150	55.2	252	1膳	
食パン	44.4	60	26.6	158	6枚切り1枚	1斤＝約360～400g
ナン	45.6	80	36.5	210	1個	
ライ麦パン	47.1	30	14.1	79	厚さ1cm1枚	ライ麦50%
もち	50.3	50	25.2	117	切りもち1個	
中華麺（生）	53.6	130	69.7	365	1玉	ゆでて230g
中華麺（蒸し）	36.5	170	62.1	337	1玉	
フランスパン	54.8	30	16.4	84	1切れ	1本＝250g
スパゲッティ（乾）	71.2	80	57.0	303	1人分	
そうめん	70.2	50	35.1	178	1束	
粉・粉製品						
麩	53.2	5	2.7	19	小町麩12個	
白玉粉	79.5	9	7.2	33	大1	1C＝120g
しゅうまいの皮	56.7	3	1.7	9	1枚	
パン粉（乾）	59.4	3	1.8	11	フライ用衣	小1＝1g、大1＝3g、1C＝40g

よく食べるものの糖質量リスト

食品名	100g当たり 糖質量 (g)	常用量 (g)	糖質量 (g)	熱量 (kcal)	目安	備考
そば粉（全層粉）	65.3	50	32.7	181	1C=120g	
小麦粉（薄力粉）	73.3	9	6.6	33	大1	小1=3g、1C=110g
いも・でんぷん類						
こんにゃく	0.1	50	0.1	3	おでん1食分	1枚=約250g
里いも	10.8	50	5.4	29	中1個=約60g	廃棄率15%
長いも	12.9	50	6.5	33	1/9本	廃棄率10% 1本=500g
じゃがいも	16.3	60	9.8	46	1/2個	廃棄率10% 1個=約130～150g
やまといも	24.6	50	12.3	62		廃棄率10%
さつまいも	30.3	60	18.2	84	1/3～1/4個	廃棄率2% 1個=約250g
フライドポテト	29.3	50	14.7	119		
片栗粉（じゃがいもでんぷん）	81.6	3	2.4	10	小1=3g	大1=9g、1C=130g
春雨	85.4	10	8.5	35	あえもの1食分	
くずきり（乾）	86.8	15	13	53	鍋1食分	
豆・大豆製品						
油揚げ	0	30	0	123	1枚	
生揚げ（厚揚げ）	0.2	135	0.3	203	大1個	
木綿豆腐	1.2	135	1.6	97	1/2丁	1丁=270g
高野豆腐	1.7	20	0.3	107	1個	
大豆（ゆで）	1.8	50	0.9	88		
おから	2.3	40	0.9	44	卯の花1人分	
無調整豆乳	2.9	210	6.1	97	1本	1C=210g
糸引き納豆	5.4	50	2.7	100	1パック	
小豆（乾）	40.9	10	4.1	34		1C=160g
種実類						
くるみ（いり）	4.2	6	0.3	40	1個	1個=約6g
ごま（いり）	5.9	3	0.2	18	小1	
マカダミアナッツ（いり・味つき）	6	50	3	360		
アーモンド（フライ・味つき）	10.4	50	5.2	303	35粒	10粒=約15g
アーモンド（乾）	10.8	50	5.4	294	35粒	10粒=約15g
バターピーナッツ	11.3	40	4.5	237	40粒	
カシューナッツ（フライ・味つき）	20.0	30	6	173	20粒	10粒=約15g

食品名	100g当たり 糖質量 (g)	常用量 (g)	糖質量 (g)	熱 量 (kcal)	目 安	備 考
くり(生)	32.7	20	6.5	33	1個	廃棄率30% 殻付き1個＝約30g
ぎんなん(生)	33.2	15	5.0	26	10粒	廃棄率25% 殻付1個＝2g
野菜類						
大豆もやし	0	40	0	15	つけ合わせ1食分	
ほうれん草	0.3	80	0.2	16	おひたし1食分	廃棄率10%
春菊	0.7	15	0.1	3	1本	
チンゲン菜	0.8	100	0.8	9	1株	廃棄率15% 1株＝120g
ブロッコリー	0.8	50	0.4	17	つけ合わせ1食分	廃棄率50% 1株＝300g
みつば	1.2	5	0.1	1	5本	1本＝1g
ゴーヤー	1.3	60	0.8	10	1/2本	廃棄率15% 1本＝130g
にら	1.3	100	1.3	21	1束	
もやし	1.3	40	0.5	6	つけ合わせ1食分	
貝割れ大根	1.4	5	0.1	1	1食分	
ズッキーニ	1.5	100	1.5	14	1/2本	1本＝210g
オクラ	1.6	20	0.3	6	2本	廃棄率15% 1本＝15g
ふき	1.7	40	0.7	4	1本	廃棄率40% 1本＝60g
レタス	1.7	20	0.3	2	つけ合わせ1食分	
きゅうり	1.9	50	1.0	7	1/2本	中1本＝100g
白菜	1.9	100	1.9	14	葉中1枚	
アスパラガス	2.1	30	0.6	7	太1本	
セロリ	2.1	50	1.1	8	1/2本	廃棄率35% 1本＝150g
ゆでたけのこ	2.2	50	1.1	15	煮もの1食分	
カリフラワー	2.3	80	1.8	22	サラダ1食分	廃棄率50% 1個＝350～500g
ピーマン	2.8	25	0.7	6	1個	廃棄率15% 1個＝30g
なす	2.9	80	2.3	18	煮もの1食分	廃棄率10% 1本＝90g
かぶ(根)	3.1	50	1.6	10	小1個分	廃棄率9% 中1個＝60g
キャベツ	3.4	50	1.7	12	中葉1枚	廃棄率15% 中1個＝約1kg
トマト	3.7	150	5.6	29	中1個	
枝豆	3.8	50	1.9	68	1食分	廃棄率45% さや付＝90g
葉ねぎ	3.3	5	0.2	2	薬味1食分	
さやえんどう(絹さや)	4.5	20	0.9	7	つけ合わせ(1食分)	廃棄率9% 1さや＝3g

よく食べるものの糖質量リスト

食品名	100g当たり 糖質量 (g)	常用量 (g)	糖質量 (g)	熱 量 (kcal)	目 安	備 考
長ねぎ	5.0	50	2.9	17	煮もの1食分	廃棄率40% 1本＝150g
パプリカ（赤ピーマン）	5.6	70	3.9	21	1/2個	廃棄率10% 1個＝150g
にんじん	6.5	30	2.0	12	煮もの1食分	中1本＝150g
玉ねぎ	7.2	100	7.2	37	煮もの1食分	中1個＝200g
ごぼう	9.7	60	5.8	39	1/3本	廃棄率10% 中1本＝200g
れんこん	13.5	30	4.1	20	煮もの1食分	廃棄率20% 1節＝250g
とうもろこし	13.8	90	12.4	83	1/2本	廃棄率50% 1本＝350g
かぼちゃ	17.1	50	8.6	46	5cm角1個	廃棄率10% 1個＝1〜1.5kg
つけもの						
ザーサイ（つけもの）	0	10	0	2	小皿1皿	
野沢菜漬け	2.3	20	0.5	5	小皿1皿	
キムチ	5.2	20	1.0	9	小皿1皿	
たくあん	11.7	20	2.3	13	2切れ	
べったら漬け	12.2	20	2.4	11	2切れ	
梅干し（調味漬け）	18.6	10	1.9	10	1個	
くだもの類						
アボカド	0.9	80	0.7	150	1/2個	廃棄率30% 1個＝230g
いちご	7.1	75	5.3	26	5粒	1粒＝15g
レモン果汁	8.6	5	0.4	1	小1	大1＝15g
もも	8.9	170	15.1	68	1個	廃棄率15% 1個＝200g
グレープフルーツ	9.0	160	14.4	61	1/2個	廃棄率30% 1個＝450g
すいか	9.2	180	16.6	67	1/16個	廃棄率40% 1個＝約5kg
メロン	9.8	100	9.8	42	1/4個	廃棄率50% 1個＝約800g
梨	10.4	120	12.5	52	中1/2個	廃棄率15% 1個＝280g
うんしゅうみかん	11.0	70	7.7	32	1個	廃棄率20% 1個＝90g
キウィフルーツ	11.0	120	13.2	64	1個	廃棄率15% 1個＝150g
パイナップル	11.9	180	21.4	92	1/6個	廃棄率45% 1個＝2kg
りんご	14.1	100	14.1	57	1/2個	廃棄率15% 1個＝250g
柿	14.3	100	14.3	60	1/2個	廃棄率9% 1個＝220g
ぶどう	15.2	45	6.8	27	1/2房	廃棄率15% 1房＝110g
バナナ	21.4	100	21.4	86	1本	廃棄率40% 1本＝160g

食品名	100g当たり 糖質量 (g)	常用量 (g)	糖質量 (g)	熱量 (kcal)	目安	備考
きのこ類						
マッシュルーム	0.1	15	0	2	1個	
まいたけ	0.9	20	0.2	3	汁もの1食分	
しめじ	0.9	20	0.2	2	汁もの1食分	
生しいたけ	1.5	14	0.2	3	1枚	1枚=15g
なめこ	1.9	10	0.2	2	汁もの1食分	
エリンギ	2.6	20	0.5	4	1本	
えのき	3.7	20	0.7	4	汁もの1食分	
きくらげ（乾）	13.7	1	0.1	2	1個	
海藻類						
ところてん	0	50	0	1	1食分	
もずく	0	50	0	2	1食分	
カットわかめ	6.2	2	0.1	3	酢のもの1食分	
焼きのり	8.3	3	0.2	6	1枚	
ひじき	6.6	10	0.7	15	煮もの1食分	
味つけのり	16.6	3	0.5	11	1束	
とろろ昆布	22	2	0.4	2	1食分	
乳製品						
カマンベールチーズ	0.9	20	0.2	62	1切れ	
プロセスチーズ	1.3	20	0.3	68	角チーズ厚さ1cm	
コーヒーホワイトナー（液状）	1.8	5	0.1	12	1個	植物性脂肪
クリームチーズ	2.3	20	0.5	69	1切れ	
生クリーム（植物性脂肪）	2.9	100	2.9	392	1/2パック	
生クリーム（乳脂肪）	3.1	100	3.1	433	1/2パック	
牛乳	4.8	210	10.1	141	1本	小1=5g、大1=15g、1C=210g
ヨーグルト（全脂無糖）	4.9	100	4.9	62	1食分	
低脂肪乳	5.5	210	11.6	97	1本	小1=5g、大1=15g、1C=210g
調味料						
マヨネーズ（卵黄型）	1.7	12	0.2	80	大1	小1=4g
穀物酢	2.4	5	0.1	1	小1	大1=15g
豆板醤	3.6	10	0.4	6	大1/2	

よく食べるものの糖質量リスト

食品名	100g当たり 糖質量 (g)	常用量 (g)	糖質量 (g)	熱量 (kcal)	目安	備考
マヨネーズ(全卵型)	4.5	12	0.5	84	大1	小1=4g
米酢	7.4	5	0.4	2	小1	大1=15g
めんつゆストレート	8.7	100	8.7	44	1食分	
サウザンアイランドドレッシング	8.9	15	1.3	62	大1	小1=5g
しょうゆ(濃口)	10.1	6	0.6	4	小1	大1=18g
たまりじょうゆ	15.9	6	1	7	小1	大1=18g
ノンオイル和風ドレッシング	15.9	15	2.4	12	大1	小1=5g
辛口みそ(赤色)	17	18	3.1	33	大1	
オイスターソース	18.1	6	1.1	6	小1	小1=6g、大1=18g
トマトケチャップ	25.6	5	1.3	6	小1	大1=15g
ソース(中濃)	29.8	6	1.8	8	小1	大1=18g
上白糖	99.2	2	3	384	小1	大1=9g
甘みそ	32.3	18	5.8	39	大1	
カレールゥ	41	25	10.3	128	1人前	
固形コンソメ	41.8	5	2.1	12	1食分使用量	
みりん	43.2	6	2.6	14	小1	大1=18g
肉類						
鶏肉手羽皮つき	0	100	0	195		
鶏肉胸皮つき	0	100	0	244		
鶏肉胸皮なし	0	100	0	121		
鶏肉もも皮つき	0	100	0	253		
鶏肉もも皮なし	0	100	0	138		
鶏ささみ	0	100	0	114		
鶏ひき肉	0	100	0	186		
鶏心臓(ハツ)	0	50	0	104		
鶏砂肝	0	50	0	47	2個	
牛バラ脂身つき	0.1	100	0.1	517		
豚ひき肉	0.1	100	0.1	236		
豚肩ロース脂身つき	0.1	100	0.1	253		
豚肩ロース赤肉	0.1	100	0.1	157		
豚バラ脂身つき	0.1	100	0.1	395		

食品名	100g当たり 糖質量 (g)	常用量 (g)	糖質量 (g)	熱量 (kcal)	目安	備考
合鴨皮つき	0.1	50	0.1	167		
牛肩ロース脂身つき	0.2	100	0.2	411		
牛肩ロース赤肉	0.2	100	0.2	316		
牛舌(タン)	0.2	50	0.1	178		
豚肩脂身つき	0.2	100	0.2	216		
豚肩赤肉	0.2	100	0.2	125		
豚もも赤肉	0.2	100	0.2	128		
豚ヒレ赤肉	0.3	100	0.3	130		
ベーコン	0.3	20	0.1	81	1切れ	
牛ひき肉	0.3	100	0.3	272		
牛もも赤肉	0.6	100	0.6	193		
鶏肝臓(レバー)	0.6	50	0.3	56		
ローストビーフ	0.9	50	0.5	98	2〜3枚	
ロースハム	1.3	20	0.3	39	1枚	
コンビーフ缶	1.7	50	0.9	102	1/2缶	
豚肝臓(レバー)	2.5	50	1.3	64		
ウインナー	3	20	0.6	64	1本	
牛肝臓(レバー)	3.7	50	1.9	66		
焼豚	5.1	30	1.5	52	3枚	
卵類						
ピータン	0	68	0	146	1個	廃棄率15% 殻つき1個=80g
鶏卵	0.3	50	0.2	76	1個	廃棄率15% 1個=60g
うずら卵	0.3	10	0	18	1個	廃棄率15% 1個=12g
魚介類						
車えび	0	30	0	29	1尾	廃棄率55% 大1尾=70g
くらげ(塩蔵・塩抜き)	0	20	0	4	あえもの1食分	
あじ	0.1	70	0.1	88	1切れ	廃棄率55% 1尾=150g
あじ(開き干し)	0.1	65	0.1	109	1枚	廃棄率35% 1枚=100g
かつお	0.1	60	0.1	68	刺し身5切れ	
塩鮭	0.1	100	0.1	199	1切れ	
スモークサーモン	0.1	20	0	32	1枚	

よく食べるものの糖質量リスト

食品名	100g当たり 糖質量 (g)	常用量 (g)	糖質量 (g)	熱量 (kcal)	目安	備考
さんま	0.1	85	0.1	252	1尾	廃棄率35% 1尾=130g
たい	0.1	100	0.1	142	1切れ	
まぐろ	0.1	60	0.1	211	刺し身5切れ	
まぐろ油漬け	0.1	50	0.1	134	サラダ1食分	
ゆでだこ	0.1	100	0.1	99	足1本	
ちりめん(微乾燥)	0.2	50	0.1	57	1C弱	
するめいか	0.2	225	0.2	187	1ぱい	廃棄率30% 1ぱい=320g
いくら	0.2	17	0	46	大1	
たらばがに(ゆで)	0.3	80	0.2	64	脚4本200g	廃棄率60%
いわし	0.3	65	0.2	88	1尾	廃棄率35% 1尾=100g(20cm)
ぶり	0.3	100	0.3	257	1切れ	
さば(ノルウェー)	0.4	100	0.4	326	1切れ	
あさり	0.4	60	0.2	18	殻つき150g	廃棄率60%
たらこ	0.4	45	0.2	63	1腹	
ほたて貝柱	3.5	25	0.9	22	正味1個	
練り製品						
かに風味かまぼこ	9.2	20	1.8	18	1本	
はんぺん	11.4	25	2.9	24	1/4枚	大1枚=100g
魚肉ソーセージ	12.6	40	5.0	64	1/2本	1本=75g
焼きちくわ	13.5	20	2.7	24	1/4本	1本=90g
さつま揚げ	13.9	40	5.6	56	1/2枚	1枚=75g
酒類						
焼酎乙類	0	180	0	263	1合(180mℓ)	本格焼酎
ジン	0.1	30	0	85	1杯	
ラム	0.1	30	0	72	1杯	
ワイン(赤)	1.5	100	1.5	73	ワイングラス1杯	1本=720mℓ
ワイン(白)	2.0	100	2.0	73	ワイングラス1杯	1本=720mℓ
ビール	3.1	353	10.9	141	1缶=350mℓ (100mℓ=100.8g)	
発泡酒	3.6	353	12.7	159	1缶=350mℓ (100mℓ=100.9g)	
紹興酒	5.1	50	2.6	64	1杯	
梅酒	20.7	30	6.2	47	1杯	

財団法人高雄病院 理事長・医師

江部康二（えべ・こうじ）

1950年、京都府生まれ。1974年、京都大学医学部卒業。1999年、高雄病院に糖質制限食を導入し、2001年から本格的に取り組む。2002年に自身の糖尿病が発覚。3000を超える症例から肥満・メタボリックシンドローム・糖尿病などに対する糖質制限食の効果を証明。2013年に一般社団法人 日本糖質制限医療推進協会を設立し、糖質制限の普及に尽力している。『増補新版 食品別糖質量ハンドブック』（洋泉社）、『人類最強の「糖質制限」論』（SB新書）など著書・監修書多数。

管理栄養士・料理研究家

村田裕子（むらた・ゆうこ）

1983年、日本女子大学家政学部卒業。雑誌編集部に勤務したのち、料理を主体としたフリーランスの編集者となる。その後、料理修業を経て「管理栄養士・料理研究家」として活動を開始。健康的でおいしく手軽なレシピが人気を集めている。調理器具別のレシピ開発なども手がけ、著書も多数。近著に『糖質80％オフのブランパンと、ブランのスイーツ』（オレンジページ）、『魔法のパスタ 鍋は1つ！麺も具もまとめてゆでる簡単レシピ』（主婦と生活社）などがある。

Staff

写真	赤石 仁
スタイリング	林 めぐみ
構成	黒川ともこ
取材・文（レシピ）	久保木 薫
文	水口千寿
編集	中村直子（宝島社） 宮本香菜（宝島社）
イラスト	寺井さおり
デザイン	松崎 理（yd） 福田明日実（yd）
DTP	POPGROUP
協力	iwaki（AGC テクノグラス）

電子レンジで糖質オフの作りおき

2016 年 10 月 27 日　第1刷発行
2020 年 6 月 18 日　第5刷発行

著者　江部康二
料理　村田裕子
発行人　蓮見清一
発行所　株式会社宝島社
〒102-8388
東京都千代田区一番町25番地
営業 03-3234-4621
編集 03-3239-0927
https://tkj.jp

印刷・製本　日経印刷株式会社

ISBN 978-4-8002-6140-3